Hippokrates

Der Geburtsschmerz

Bedeutung und natürliche Methoden
der Schmerzlinderung

Verena Schmid

Übersetzt und bearbeitet von Monika Schmid
15 Abbildungen

Hippokrates Verlag · Stuttgart

Bibliografische Information
der Deutschen Bibliothek

Die Deutsche Bibliothek verzeichnet diese Publikation
in der Deutschen Nationalbibliografie;
detaillierte bibliografische Daten sind im Internet über
http://dnb.ddb.de abrufbar

Anschrift der Autorin:

Verena Schmid
presso Risonanze Scuola Elementare
di Arte Obstetrica
Via San Gervasio 26
I – 3050131 FIRENZE
Italia

Anschrift der Übersetzerin:

Monika Schmid
Urachstr. 7
70190 Stuttgart

© 2005 Hippokrates Verlag in
MVS Medizinverlage Stuttgart GmbH & Co. KG,
Oswald-Hesse-Str. 50, 70469 Stuttgart

Unsere Homepage: www.hippokrates.de

Printed in Germany

Lektorat: Renate Reutter
Umschlaggestaltung: Thieme Verlagsgruppe
Verwendetes Foto von PhotoDisc, Inc.
Satz: SATZPUNKT Ewert GmbH, Bayreuth
Druck: Grafisches Centrum Cuno, Calbe

ISBN 3-8304-5309-4

Geleitwort

In einer Zeit, in der das Thema Wunschkaiserschnitt von werdenden Eltern, Medizinern und Hebammen heiß diskutiert wird, ist es besonders wichtig, sich mit den archaischen Themen Schmerz und Geburt intensiver zu befassen. Verena Schmid, die bekannteste Hebamme Italiens, hat dies in ihrem Buch über den Geburtsschmerz umfassend, wissenschaftlich und leidenschaftlich getan.

Die Frauen können nur einfordern, was sie wissen. Wieder einmal sind wir Hebammen gefordert, die werdenden Eltern korrekt und realistisch aufzuklären. Oft werden Versprechen gegeben, die nicht einzuhalten sind, denn auch eine Geburt mit Periduralanästhesie oder eine Sectio ist für die Mutter nicht schmerzlos! Schmerzen können durch Wehen vor der PDA auftreten, durch frühzeitige Wehen vor der geplanten Wunschsectio oder durch den operationsbedingten Wundschmerz nach dem Kaiserschnitt.

Es bedarf dringend der Klarstellung, dass eine für das Kind sanfte Geburt, eine für die Mutter schmerzhafte, aber leistbare Geburt voraussetzt. Bei einer natürlichen, interventionslosen Geburt erhält das ungeborene Kind die Endorphine der Mutter und kann die Geburt dadurch ohne Distress erleben. Nur wenn die Mutter stress- und angstbedingt dauerhaft Adrenaline produziert, ist die Geburt auch für das Kind schmerzhaft.

In diesem Zusammenhang muss auch dringend über den Einsatz der üblichen Schmerz- und Wehenmittel nachgedacht werden, deren Wirkung ebenfalls nicht immer hält, was versprochen wird, und die außerdem nie frei von Nebenwirkungen sind. Die Gabe künstlicher Oxytocine hemmt die Produktion der körpereigenen Endorphine, was den Schmerz für die Frau erst unerträglich werden lässt. Außerdem nimmt es ihr die Chance auf eine selbst erleb-te, selbst bestimmte Geburt mit ihrem Trancezustand der Befriedigung und mit dem wunderbaren Glücksgefühl am Ende, welches eine wichtige Grundlage für die Entstehung der lebenslangen Mutter-Kind-Bindung ist. Dieses Glücksgefühl fördert auch den Wunsch, das Erlebnis „natürliche Geburt" zu wiederholen.

Die Statistiken der außerklinischen Geburtshilfe zeigen durch ihre guten Ergebnisse deutlich, dass natürliche, interventionsarme Geburtsverläufe mit selbst gewählten Gebärhaltungen – das wirkliche Gebären – zu einem äußerst positiven „Fetal outcome" führen. Nicht zu vergessen ist hierbei natürlich auch die Umgebung bei der Geburt, die Entspannungstechniken und die angewandten Methoden aus der Komplementärmedizin.

Nachdem ich die Geburt dieser Übersetzung aus dem Italienischen miterleben konnte, freut es mich ganz besonders, dass dieses Buch jetzt auch in deutscher Sprache zu lesen ist. Ich wünsche, dass es dazu beiträgt, die natürliche Geburt eines Menschen wieder zu einem Vorgang zu machen, dem Achtung und Ehrfurcht entgegengebracht wird, bei dem alle Beteiligten bedenken, dass Gebären umso besser funktioniert, je weniger es gestört wird.

Mit Hilfe dieses Buches können wir die schwangeren Frauen ermutigen, die Geburt wieder selbst in die Hand zu nehmen und ihnen vermitteln, dass sie dabei nicht nur die Hauptdarstellerin sind, sondern auch die Drehbuchautorin und die Regisseurin des Ablaufs. Denn nur so wird die Gebärende sich den natürlichen Abläufen hingeben können, ohne verletzt und gedemütigt zu werden. Wenn sie versteht, dass das Ungeborene durch die Wehen die natürlichen Zyklen und Rhythmen des Lebens bereits in den Stunden der Geburt erfährt, dann wird sie auch verstehen, dass dieses intensive körperliche Erlebnis Geburt auch ihre Chance ist. Denn es wird nicht nur das Kind durch die Mutter geboren, sondern auch die Mutter durch das Kind.

Dieses Buch liefert die fachlichen Grundlagen für die Beratung der schwangeren Frauen durch Hebammen und Ärzte vor jeder Entscheidung für oder gegen Schmerzmittel, PDA und Wunschsectio. Nur auf der Grundlage einer wertfreien und umfassenden Aufklärung hat die Frau wirklich eine Chance, selbst zu bestimmen, zu tönen und zu gebären, wie es für sie gut ist.

Ingeborg Stadelmann

Vorwort

„Es wird der modernen Frau nicht mehr erlaubt, bewusste Erfahrungen ihrer körperlichen Empfindungen und deren emotionalem Echo zu machen;

man beraubt sie somit auch der Belohnung, die ihr durch das bewusste Erleben der Kraft ihrer Geburt zuteil würde.

Die Herren Wissenschaftler kennen diese Faktoren nicht, weil sie sie selbst nie erleben oder mit den Frauen teilen können."

Grantley Dick Read (1933)

Die Bedeutung des Geburtsschmerzes für die moderne Frau

Dieses Buch möchte umfassend über den Geburtsschmerz und die Möglichkeiten, mit ihm umzugehen, informieren. Es soll zu einer echten Wahl befähigen, indem die persönlichen Werte und Bedürfnisse in die Waagschale gelegt und das Für und Wider aller Möglichkeiten abgewogen werden.

Wir leben in einer Zeit, die von einem **rasanten kulturellen Wandel** geprägt ist. Dies bedeutet immer auch einen Anpassungskonflikt, einen bestimmten Grad an innerer Desorientierung und eine Ambivalenz zwischen Altem und Neuem. Eine solche Zeit erfordert insbesondere Informationen, Diskussionen und verschiedene Möglichkeiten, sich mit der Geburt auseinander zu setzen. Von großer Bedeutung ist auch eine echte Wahlfreiheit durch die Befähigung, selbst entscheiden zu können, was gut für einen selber ist – ohne moralische Vorhaltungen und Urteile. Sie erfordert aber auch neue Instrumente und neue Interpretationen für die archaischen Muster.

Wenn wir uns von alten Modellen lösen möchten, müssen wir uns zuerst auf unsere Wurzeln besinnen, verstehen, woher wir kommen und unseren derzeitigen Standort bestimmen. Danach können wir dann entscheiden, was wir zurücklassen, was wir vom alten in ein neues Lebensmodell mitnehmen und wie wir die Bedeutung des Erlebten interpretieren möchten. Die Beschäftigung mit dem Schmerz wird bei dieser Suche sinnbildlich, weil ihn zu verstehen und zu akzeptieren das Berühren von tiefgehenden, existenziellen Themen bedeutet. Ihn auszuschließen bedeutet dagegen, sich selbst weniger zu spüren und weniger über sich selbst zu erfahren.

Autorinnen wie Adrienne Rich, Suzanne Arms, Sheila Kitzinger, Doris Haire, Margaret Mead, Ina May Gaskin und viele andere unterstreichen die Wichtigkeit, die Geburt in vollem Umfang zu erleben, da sie unlösbar mit dem Leben als Frau und mit der weiblichen Sexualität verbunden ist und deren Qualität in hohem Maße beeinflusst. Es geht dabei um die Macht der Frau, um ihr persönliches Können, ihre Kraft sowie ihre persönliche und soziale Kreativität.

Die Definition der **Geburt als psychosexuelles Ereignis**, die schmerzbedingte Hormonausschüttung und die steigende sexuelle Spannung im Geburtsverlauf versprechen eine Wiederannäherung von Mutterschaft und Sexualität, wodurch viele alten Wunden der Frauen geheilt werden könnten. Die Wiederentdeckung dieser Dimensionen hat verschiedene und oftmals anstrengende Konsequenzen. Kompromisse, Anpassung, aber auch emotionale Enttäuschung, Opfer in Form von Leiden und persönlichen sowie sozialen Einschränkungen scheinen unvermeidliche Etappen auf diesem langen Weg zu sein. Wir setzen uns also nicht mit einem Idealbild von Geburt auseinander, sondern mit einer **kom-**

plexen und historischen Realität, die wir aber etwas besser verstehen wollen.

Die Geburt natürlich zu erleben bedeutet auch, sich mit **Arterhaltung** zu beschäftigen, sowohl von Tieren und Pflanzen als auch von uns Menschen. Wenn der Prozess von Fortpflanzung und Wachstum nur mehr von Technologie abhängt und damit die primäre Beziehung zur Mutter und damit auch zur Mutter Erde gestört wird, dann sind die Arten bedroht und fangen an auszusterben. Denn sie haben das Wissen vom Leben und vom Überleben verloren.

Verena Schmid

Inhalt

5 Die Rolle des Partners beim Umgang mit dem Geburtsschmerz

6 Geburtsschmerz als Thema im Geburtsvorbereitungskurs

7 Die Öffnung zum Kind

8 Wunschsectio – die vermeintlich einfachere Alternative

1 Kulturelle Einflüsse auf das Erleben des Geburtsschmerzes

Kulturabhängige Interpretationen

Der Schmerz ist zweifelsohne der vorherrschende Aspekt des Gebärens; der Aspekt, von dem sich ein Teil der Frauen seit Jahrhunderten und Jahrtausenden bis heute angezogen und fasziniert fühlt, wobei ein anderer Teil mit Angst, wenn nicht gar mit Entsetzen daran denkt. Der Schmerz bleibt ihnen bis an ihr Lebensende im Gedächtnis haften, es ist dieser Aspekt, mit dem ihre Erfahrung des „Leben-Schenkens" verankert ist.

> In den verschiedenen Kulturkreisen gibt es sehr große Unterschiede in der Interpretation des Schmerzes und damit auch in der Übermittlung seiner Bedeutung. Der Geburtsschmerz darf hierbei nicht isoliert betrachtet werden, er steht immer in engem Zusammenhang mit der vorherrschenden Lebensphilosophie einer Gesellschaft und ist abhängig davon, welchen Stellenwert negativen Gefühlen im Allgemeinen zugeordnet und wie damit umgegangen wird.

Außerdem sind Schwangerschaft und Geburt in vielen Kulturen **gefürchtete gesellschaftliche Ereignisse**, die sowohl wegen ihrer Kraft als auch wegen der Verletzlichkeit von Mutter und Kind als unrein betrachtet werden. Gleichzeitig können sie vom Bösen angegriffen werden oder auch selber eine Quelle des Bösen sein, gleichsam als Verkörperung von Schuld (Adrienne Rich – 1983). Es werden in diese Ereignisse also weitreichende Bedeutungen projiziert, sie sollen z. B. Gefahr für die Ernte oder für die Männer darstellen, schlechte Geister oder den bösen Blick anziehen können. Sie können sowohl Ursprung von Qualen

sein als auch von heilenden Kräften, ein Beweis von sexueller Macht und vieles andere mehr.

Margaret Mead spricht davon, dass die Geburt je nach Kultur als ein schmerzhaftes und gefährliches Ereignis betrachtet wird oder als ein interessantes und bereicherndes, als ein von Unabhängigkeit geprägtes oder ein von einer übernatürlichen Kraft abhängiges Ereignis. In einigen Kulturen wird der Ausdruck des Schmerzes nach außen toleriert, in anderen wird sogar dazu angespornt, in wieder anderen Kulturen wird der Ausdruck des Schmerzes vom Mann nachgeahmt, in einigen wird er gar nicht akzeptiert. Hier spiegelt sich wider, welche Ausdrucksformen im allgemeinen von einer Gesellschaft toleriert werden.

Es gibt aber nur wenige **anthropologische Untersuchungen über die Geburt**, da die meist männlichen Forscher weit vom Geburtsgeschehen entfernt gehalten wurden. Sie wissen zwar etwas über schwierige Verläufe, aber wenig über normale Geburten. Sicherlich wird eine soziale Gruppe, die in Einklang mit der Natur lebt und Leiden als unvermeidlichen und immer wiederkehrenden Bestandteil des Lebens empfindet, ein größeres Verständnis und mehr Akzeptanz gegenüber dem Geburtsschmerz und dem Schmerz im Allgemeinen haben. Durch das Leben in Einklang mit den **Zyklen und Rhythmen der Natur** können reichhaltige Erfahrungen gesammelt werden, z. B. dass kein Zustand statisch oder von ewiger Dauer ist, weder das Leiden noch das Glück. Dass sie sich ständig abwechseln und dass das eine immer die Voraussetzung für die Existenz des anderen ist. So wissen diese Menschen (und somit auch die Gebärenden) mit diesen Veränderungen umzugehen und sie zu akzeptieren. Manchmal suchen die

Männer sogar absichtlich den Schmerz, um ihre persönliche Kraft in Zeiten des Wachsens zu vergrößern oder angesichts neuer Aufgaben und Verantwortung, die sie übernehmen sollen.

Während in der biologischen Natur der Frauen jeder Beginn von Veränderung, Wachstum und Stärkung von einem körperlichen oder seelischen Unbehagen begleitet wird (erste Menstruation, Entjungferung, Geburt, manchmal auch das Stillen, Wechseljahre), hat sich der **Mann** in Ermangelung dieser natürlichen Übergänge zahlreiche **Initiationsriten** geschaffen (in der Pubertät, zur Hochzeit, für die Vaterschaft, vor einem Krieg, einer Jagd oder anderen wichtigen Ereignissen), bei denen er sich freiwillig dem Unbehagen und körperlichen und psychischen Leiden aussetzt und sich sogar selbst Verletzungen zufügt. Beweggrund dafür ist das Wissen um die **Stärkung der eigenen Kraft** durch die Auseinandersetzung mit und die Überwindung von körperlichen und seelischen Leiden.

Bei männlichen Unternehmungen wie Kriegen, Eroberungen, Abenteuer oder Forschungsreisen wird der Schmerz und auch die Auseinandersetzung mit dem Tod selbstverständlich akzeptiert. Auf ein **Abenteuer** bereitet sich der Mann entsprechend vor, besorgt sich die nötige Ausrüstung. Er stellt sich auf die Probe mit dem Ziel, aus ihr siegreich und triumphierend hervorzugehen, stärker und weiser als zuvor. Er denkt nicht in erster Linie an den Schmerz oder an das mögliche Scheitern, sondern konzentriert sich auf das zu erreichende Ziel.

Die Geburt wird in verschiedenen Kulturen auch „der Krieg der Frauen" genannt; bewaffnet wie Kriegerinnen, das feste Ziel vor Augen, nehmen die Frauen die Geburtsarbeit in Angriff. Bei den Naturvölkern wird es einer Frau zugetraut, dass sie diese Probe meistert und es wird erwartet, dass sie gestärkt und erfahrener daraus hervorgeht. Die Geburt ist ihre persönliche Angelegenheit, für die sie sich oft von der Gemeinschaft entfernt, um die Prüfung alleine und **aus eigener Kraft** zu bestehen.

Bei anderen Völkern wird die Geburt als eine **ekstatische und transzendentale Erfahrung** erlebt, bei der sich die Fähigkeit zur Hingabe, das Über-sich-selbst-Hinauswachsen und die Umwandlung der Prüfung in Befriedigung in einem gemeinschaftlichen, oft weiblichen Ritual ausdrückt.

> Will dagegen eine Gesellschaft wie die unsere, die den Frauen die Erfahrung des Geburtsschmerzes, des Stillens, der Wechseljahrsbeschwerden und der emotionalen Schmerzen versagt, schwache Frauen haben?

Und sind nicht in einer solchen Gesellschaft auch die Männer schwächer, weil sie keine echten Herausforderungen mehr annehmen oder gar suchen? Fehlt es in einer solchen Gesellschaft nicht an emotionalen Höhepunkten?

Die **Industriegesellschaften** geben einen konzentrierten Lebensrhythmus vor, der auf Produktion ausgerichtet ist. Darin ist kein Raum vorgesehen für die irrationalen Aspekte des Lebens, für einen individuellen Rhythmus in Einklang mit den Zyklen der Natur. Zeit hat einen wirtschaftlichen Wert und ist somit zielgerichtet. Alle Lebensprozesse sollen linear verlaufen und haben ein **einziges Ziel: ständiges Wohlbefinden**, ohne Höhepunkte und ohne Tiefpunkte. Es gibt in diesem Lebenskonzept weder Raum noch Verständnis für Schmerz. Die einzig anerkannten Anstrengungen sind wirtschaftlicher Art.

Die Möglichkeit des Todes erschreckt und wird mit **falschen Versprechungen von falschen Sicherheiten** verdrängt. So wird auch der Schmerz linienförmig, verliert seinen Rhythmus und wird chronisch. Das Verständnis für das Leiden, für seine polarisierende Funktion im Rhythmus des Lebens geht verloren, genauso wie die Möglichkeit, den Schmerz auszudrücken und zu durchleben. Durch das Verneinen des Todes und der ihm eigenen Vitalität verliert auch das Leben an Tiefe. In diesen Gesellschaften herrscht das technologische, lineare Modell der Geburt vor.

Wehen als Bestrafung und ewige Verdammnis

In unseren westlichen Gesellschaften scheint die **Prägung durch die biblische Verdammnis** unauslöschlich zu sein, sie wird noch immer bei den Gründen zur Schmerzbekämpfung zitiert und fördert die gesellschaftliche Opferrolle der Frauen als Mütter. Frauen sind gezwungen, sich zu entscheiden zwischen Mutterschaft und Berufstätigkeit, Mutterschaft und Kreativität, Muttersein und Freiheit, dem Dasein als Mutter oder als Geliebte, Heilige oder Hure usw.

Die heutige Frau steht dieser Idee von Verdammnis natürlich ablehnend gegenüber: Die Geburt eines Kindes als Strafe für die Sünden, insbesondere die sexuellen, zu sehen, wird nicht mehr akzeptiert. Sie versucht sich auf irgendeine Weise dem historisch vorgegebenen weiblichen Rollenmodell des passiven Leidens zu entziehen, das sie für überholt hält. Wer nicht mehr bereit ist, die althergebrachten, traditionellen Prägungen passiv zu ertragen, spürt in sich das **Verlangen nach Befreiung**, das sich oft im Wunsch nach einer „schmerzfreien Geburt" mit Hilfe der Periduralanästhesie ausdrückt.

Diese „Lösung" bedeutet jedoch eine passive Haltung einem kreativen Ereignis gegenüber sowie die **Trennung zwischen Mutterschaft und Sexualität**, da alle sexuellen Aspekte der Geburt zusammen mit dem Schmerz ausgeschaltet werden. Die alte Prägung bleibt also unverändert. Eine andere Interpretation der Geschichte der biblischen Eva kann vielleicht helfen, diese Prägung aufzulösen und damit die Wertschätzung des Geburtserlebnisses zu verändern.

In der entwicklungsgeschichtlichen Deutung der Schöpfungsgeschichte verkörpert das Paradies die spirituelle, neutrale Welt, in der Einheit, Harmonie und Frieden herrschen. Es fehlt dort aber die Möglichkeit, die Erfahrung von Dualität (Gut und Böse) und Bewusstwerdung zu machen. Die Schlange repräsentiert die Intuition, die Eva mit dem Apfel das Wissen und

das Bewusstsein anbietet. Die Vertreibung aus dem Paradies verkörpert den Übergang in die physische Welt, das Eintreten in die Welt der Kontraste, in der die spirituelle Welt verborgen bleibt, und in der die menschliche Lebenserfahrung, die Bewusstwerdung und die Entwicklung durch Gegensätze und wiederkehrende Rhythmik erfolgen. Beim Mann hauptsächlich durch die Arbeit, das Wirken in der physischen Welt und der Sicherung der materiellen Lebensgrundlagen, bei der Frau durch das Gebären mit Schmerzen als Mittel zu Bewusstsein, Transzendenz und Entwicklung.

Wehen als Geschenk für Mutter und Kind

Es handelt sich also nicht um eine Verdammnis, sondern vielmehr um **eine Gabe, ein Privileg, eine Chance**. So deuten auch die **indianischen Ureinwohner Amerikas** (z. B. die Cherokee) den Schmerz. Sie nennen die Wehen ein „Geschenk" für die Frau, weil ihr jede Kontraktion der Gebärmutter hilft, neues Leben zu schenken und sie ihrem größten Wunsch näher bringt: ihrem Kind. Wehen sind auch ein „Geschenk" für das Kind, weil ihm die Wehen den Rhythmus des Lebens lehren und es auf sein Leben in dieser Welt vorbereiten.

Bei den Naturvölkern kann der Geburtsschmerz gerade durch das **gesteigerte Bewusstsein** in **Euphorie** umgewandelt werden. „Eine Frau, die Erfahrungen mit dem Üben spirituellen Praktiken hat, die verbunden sind mit dem Aufgeben des Egos und dem Erreichen höherer Bewusstseinszustände, sowie der Einheit mit dem Universum, wird die Geburt meistern können, indem sie sich von den Kontraktionen ohne jeden Widerstand und damit ohne Schmerz zur Geburt ihres Kindes leiten lässt und dieses in einem ekstatischen Zustand empfangen kann." (Jeannine Parvati Baker, 1986)

Rituale und Zeremonien vor und während der Geburt dienen dazu, die Öffnung zum Kind hin zu erleichtern und somit den Geburtsprozess zu unterstützen. Wir finden hier Gesang, Flötenspiel und bestimmte rhythmische Instrumente, die einen hypnotischen Zustand begünstigen. Auch das Lesen von Gedichten, die Anregung der Sinne durch Düfte, Bilder und Klänge fördern die Öffnung, da sie die **rechte Gehirnhälfte** stimulieren, jenen Teil des Gehirns, der die Geburt steuert und dem unsere Kreativität entspringt.

Das falsche Versprechen von der schmerzfreien Geburt

Wenn wir von der Spontangeburt sprechen oder davon, wie das Gebären in einer Gesellschaft organisiert wird, kommen wir nicht umhin, auch die **Lebensweise der Frau und ihrer Familie** zu berücksichtigen, die sich in der Art des Gebärens ausdrückt. Darüber hinaus spiegeln sich in der Art, wie eine Geburt geplant wird, auch die **allgemeinen Werte einer Gesellschaft** wider. Wer eine lineare Lebensweise hat und in einer technologisch orientierten Gesellschaft lebt, wird auch eine lineare Geburt nach industriellen und technologischen Maßstäben wählen. Wer sich eher mit der Natur verbunden fühlt, wird sich eine natürliche Geburt wünschen und versuchen, sich dem Fluss des Geschehens zu überlassen. Wer einen Lebensstil von höherer Qualität anstrebt und das Wechselspiel des Lebens mit seinen zyklischen Abläufen akzeptiert, wird eine möglichst bewusst erlebte Geburt wählen.

> Das Erlebnis der Geburt stellt ohne Zweifel einen absoluten Höhepunkt im Leben eines jeden Menschen dar. Es hat eine enorme Bedeutung für sein zukünftiges Leben, da es eine tiefgreifende Prägung bewirkt, der der Mensch nicht entkommen kann.

Wenn wir weiterhin bedenken, dass dieses Ereignis mit jahrhundertealten Prägungen belastet ist und es aufgrund der geringen Kinderzahl nur noch wenige Möglichkeiten gibt, diese Erfahrung zu durchleben, dann lohnt es sich vielleicht, über das allgemein bekannte Wissen hinauszugehen und über einige Dinge vor der Geburt nachzudenken, anstatt den Dingen passiv ihren Lauf zu lassen.

Eine **lineare Lebensweise** schließt negative Gefühle immer aus und es stellt jedes Mal eine Überraschung dar, wenn einem der Rhythmus des Lebens sein Wechselspiel auferlegt. Die Frau in ihrem linear geplanten Leben steht solchen bedeutenden Einbrüchen oder realen Erfahrungen unvorbereitet gegenüber. Sie fühlt sich gespalten zwischen ihrem inneren Modell von Geburt und den von der Gesellschaft vorgegebenen Normen. Dadurch ergibt sich ein Konflikt zwischen zwei tiefen Bedürfnissen: den eigenen Instinkten zu folgen und einer Gruppe anzugehören. Da in diesem Fall die biologischen den kulturellen Bedürfnissen entgegengesetzt sind, ist die Frau frustriert und fühlt sich unzulänglich in ihrem Dasein als Frau und Mutter. Sie ist verwirrt und sucht deshalb Hilfe bei Fachleuten.

Nehmen wir nun das Beispiel einer **technologischen Geburt mit Periduralanästhesie**.

> Das Versprechen einer schmerzlosen Geburt kann in Wirklichkeit nicht gehalten werden. Nicht nur, weil die PDA nicht zu jeder Zeit für alle Frauen zur Verfügung steht, sondern auch, weil sie erst nach Beginn der aktiven Geburtsphase angewandt werden kann.

Das bedeutet, dass die Frau sich im ersten Teil der Geburt durchaus mit dem Schmerz auseinandersetzen muss. Sie ist nicht darauf vorbereitet, wehrt sich gegen den Schmerz und leidet dadurch um so mehr. Des weiteren erfährt sie **nach der Geburt** nicht die intensive Befriedigung durch die Endorphine, wie dies nach einem natürlichen Geburtsverlauf der Fall wäre. Das Fehlen dieser Befriedigung verringert oder verhindert den Wunsch, die Erfahrung zu wiederholen und weitere Kinder zu gebären.

Brigitte Jordan zeigt in ihrer Studie „Birth in 4 cultures" (1978), dass diejenige Frau bei der Geburt am meisten leidet, der man fälschlicherweise versprochen hat, dass sie mit Hilfe der PDA eine so genannte „schmerzlose Geburt" haben könne. Sie ist dem Anfangsschmerz der Geburt unvorbereitet und unmotiviert ausgesetzt, der zudem oft stärker empfunden wird als im weiteren Geburtsverlauf, da sich die Kompensationsmechanismen erst in der aktiven Geburtsphase richtig einspielen. Am wenigsten leiden dagegen die Frauen, die motiviert und auf den Schmerz vorbereitet sind und somit bereit sind, ihn hinzunehmen. Insbesondere gilt das, wenn auch ihr gesellschaftliches Umfeld diese Ansicht teilt und den Schmerz akzeptiert.

> Tatsächlich nimmt der Schmerz erheblich zu, wenn man versucht, ihn zu unterdrücken und verringert sich, wenn man ihn ohne Widerstand annimmt.

Analog dazu werden oft Pathologien erzeugt, wenn den Geburtshelfern, die häufig als Sicherheits-Garanten angesehen werden, die Vollmacht über die Geburt erteilt wird. Es entstehen **Risiken durch medizinische Eingriffe** und das passive Verhalten der Gebärenden, die Probleme weit über die Geburt hinaus verursachen können (z. B. Sensibilitätsverluste, Dauerschäden am ZNS, Rückenschmerzen). Durch diese technologische Geburtsleitung nehmen also Risiken und Probleme zu, anstatt dass sie wie versprochen reduziert werden. De facto leiden also die Frauen in den Wohlstandsgesellschaften mehr.

> In Wirklichkeit lassen sich die Mühen auf dem Weg zur Mutterschaft nicht vermeiden. Versucht man, die Geburt selbst zu „vereinfachen", in dem man die Schmerzen und damit die hormonellen Abläufe unterdrückt, so fehlen im Wochenbett genau die Hormone, die die Mutter-Kind-Beziehung fördern und die Erholung und Rückbildung erleichtern.

In unserer Gesellschaft, in der die Geburt vielleicht als **letzter bewusster Lebensübergang** übrig geblieben ist, kann es hilfreich sein, **positive Rituale** schon in der Schwangerschaft wiedereinzuführen. Diese können die Mütter stärken und auf dieses mittlerweile zwar weit von unserem Lebensalltag entfernte Ereignis vorbereiten, das aber dennoch im Innersten jeder Frau präsent ist.

Wir müssen den Rhythmus wiedererlernen, die tiefe Motivation und das Mitfließen mit den Empfindungen, sowie die Aufmerksamkeit auf das Kind in uns, das uns eine wertvolle Hilfe sein kann. **Gebären** ist für die meisten Frauen nicht mehr selbstverständlich, sondern muss **wiedererlangt und wiederentdeckt** werden. Das dadurch Wieder-Erlernte ist nicht nur nützlich für die Geburt, sondern auch für das Leben mit Kindern, die ja anfangs noch sehr im Einklang mit den Elementen der Natur sind.

Die Angst vor dem Schmerz, Angst als Mittel der Unterdrückung

Die Angst ist ohne Zweifel da! Ihre Ursache liegt zum Teil im Unbekannten, zum Teil in den Erfahrungen und Negativberichten anderer Frauen, zum Teil auch in den **gesellschaftlichen Prägungen**. Sie setzt sich aus verschiedenen Ängsten zusammen, z. B. Angst, die Kontrolle über sich selbst zu verlieren, Angst vor der Stärke der eigenen Gefühle, Angst, sich zu entblößen, Angst vor Unzulänglichkeit und Schwäche, Angst zu sterben oder sich zu verlieren.

Viele Formen der Angst sind ontogenetisch, das heißt spezifisch für eine bestimmte Gesellschaftszugehörigkeit. Andere Ängste hingegen sind philogenetisch, das heißt, es sind Urängste, sie liegen im Geburtsakt selbst begründet und sind bei allen Frauen ähnlich.

Angst ist eine physiologische Reaktion auf eine Gefahr, sie steigert die Aufmerksamkeit und die Reaktionsfähigkeit und ist die emotionale Antwort auf die Anspannung durch den Geburtsschmerz.

Es gibt verschiedene Möglichkeiten, auf die Angst zu reagieren: Man kann sie unterdrücken, dann verwandelt sie sich in Beklemmung oder körperliche Krankheiten. Man kann sie passiv ertragen, dann wird sie zu Niedergeschlagenheit, man kann ihr Ausdruck verleihen, dann wirkt sie zwar ansteckend auf andere, aber es schützt einen selbst vor inneren Schäden. Man kann ihr ins Gesicht sehen, kann sie identifizieren, so dass sie sich auflösen kann.

Auch die **Menschen, die Schwangere begleiten**, sind ähnlichen Dynamiken unterworfen: sie können die Angst der Frau und ihre eigenen Ängste auf Abstand halten und sie mit Hilfe der Technik kontrollieren. Sie können sich anstecken lassen und die Folge davon ist häufig, dass sie ihre persönliche Macht missbrauchen, um die Frau zu dominieren oder sie können die Angst gemeinsam mit der Schwangeren erkennen und passende Mittel benutzen, um sie aufzulösen.

Simone Weil beschreibt 1950 den Unterschied zwischen Leiden und Niedergeschlagenheit treffend: „Das durch den Schmerz charakterisierte Leiden führt zu einem Reifeprozess und zur Erkenntnis, während die Folge von verhindertem Schmerz die Depression ist: ein Zustand von Unterdrückung und Sklaverei, vergleichbar den Opfern eines Konzentrationslagers, die gezwungen wurden, sinnlos schwere Lasten hin- und herzutragen". Sie stellt die Niedergeschlagenheit auf dieselbe Stufe wie Ohnmacht, Zögern, Zerschlagenheit und Tatenlosigkeit. Sie sagt, dass man den Schmerz zwar nicht zu suchen braucht, aber da, wo er unumgänglich ist, kann er verwandelt werden „in etwas Nützliches, das uns unsere bisherigen Grenzen überschreiten lässt und uns die Essenz unseres Lebens und unsere Möglichkeiten viel besser kennen lernen lässt" (zitiert

nach A. Rich – 1983). Die Autorin ist also der Meinung, dass der Mensch durch einen aktiven Umgang mit Angst und Schmerzen Depressionen vermeiden kann.

In verschiedenen Kulturen wurde die Angst der Frauen benutzt und gefördert, um die **Herrschaft der Mächtigen**, der Wunderheiler, Ärzte, Priester und anderen über die Frauen zu festigen. Indem man Frauen in ihrer Angst gefangen gehalten und ihre Reaktionsfähigkeit unterdrückt hat, waren sie – und sind es zum Teil heute noch – zu verschiedensten Zwecken (wirtschaftlich, gesellschaftlich, religiös oder persönlich) manipulier- und kontrollierbar.

Das Annehmen des Schmerzes, die Akzeptanz als Mittel der Befreiung

Das aktive Annehmen des Schmerzes bedeutet **Arbeit, Suche** und einen **Lernprozess**. Es braucht dazu Aufmerksamkeit, Zeit und geeignete Mittel. Es macht nur Sinn, wenn für die Physiologie des Schmerzes während der Geburt die entsprechenden Voraussetzungen bestehen – vor allem die Freiheit, sich zu bewegen und auszudrücken. In seltenen Fällen ist diese Akzeptanz noch auf spontane Weise vorhanden, meist dann, wenn eine Frau selbst auf ruhige Art und Weise geboren worden ist und von ihrer Mutter eine **positive Prägung** erhalten hat.

Suzanne Arms schreibt 1975 in „Immaculate deception": „....nach Jahrhunderten der Angst, der Vorhersage des Schmerzes und des Gehorsams unter männlicher Herrschaft kann eine Mutter nicht nach ein paar Stunden Geburtsvorbereitung oder einer massiven Dosis Feminismus die Geburt als völlig neue Frau anpacken."

Zur Geburt können wir nur das mitbringen, was wir heute als Frauen sind, das bedeutet eine Mischung aus Alt und Neu. Das Annehmen des Geburtsschmerzes als die Möglichkeit, eine bewusste Erfahrung zu machen, wird begleitet vom Bedürfnis der Frau, Hauptdarstellerin dieser Erfahrung und frei in ihren Ausdrucksformen zu sein. Diese Bedürfnisse drücken sich im Begriff der „**aktiven Geburt**" aus. Die aktive Geburt ist Ausdruck von Freiheit, Kraft und der zentralen Stellung der Frau, ihres Partners und ihres Kindes. Das Hinarbeiten auf das Akzeptieren des Schmerzes verstärkt diese Einstellung, die bei der heutigen Frau etwas verschüttet ist.

Die Zwickmühle

Die **technologische Schmerzbekämpfung** wird heute auch bei normal verlaufenden Geburten als vorteilhafte Alternative zu einer Geburt mit Schmerzen angeboten, während sie ursprünglich nur bei komplizierten Geburtsverläufen empfohlen wurde. In England, Amerika, Deutschland und Frankreich ist diese Methode weit verbreitet, während sie hingegen in den Niederlanden, wo sich im Vergleich zu anderen europäischen Ländern eine natürlichere Geburtskultur erhalten hat, weniger nachgefragt wird. In Italien ist sie gerade dabei, sich in einzelnen Geburtshilfezentren zu verbreiten. Nachdem linke Frauengruppen das „Recht auf PDA" eingefordert haben, ist es in Italien nun erklärtes politisches Ziel, die PDA-Rate landesweit auf mindestens 30 % zu steigern.

> Die **medikamentöse Schmerzbekämpfung** vermittelt der Gebärenden, dass ihr Körper eine Maschine ist, die mit technologischer Unterstützung besser funktioniert.

Diese Annahme basiert auf der **Trennung von Körper und Geist**. So entsteht ein Ritual, das die Enteignung des Reproduktionsprozesses wieder verstärkt. In unserer Gesellschaft können Elemente wie die Sensibilität für den eigenen Körper, die Einheit zwischen körperlichen Abläufen und emotionalem Erleben, zwischen Mutter und Kind, die Rhythmenhaftigkeit des Schmerzes und die Erfahrung seiner Umwandlung nicht mehr als Bezugs- und Anhaltspunkte dienen, weil sie uns an unsere

Abhängigkeit von der Natur erinnern würden, an unsere Verletzlichkeit und unser Ausgeliefertsein bei den wesentlichen Prozessen des Lebens. Die (Medizin-)Technologie will die Natur kontrollieren, sie zu ihrer Dienerin machen, um unsere eigentliche Schwäche zu verbergen. Deshalb versucht sie, den Schmerz auszuschalten und lässt dabei die Kraft außer Acht, die im Prozess der Hingabe liegt.

In vielen Fällen ist die Alternative zur PDA noch immer eine **entfremdete Geburt mit heftigen unnatürlichen Schmerzen,** welche durch die erzwungene Bewegungslosigkeit, unphysiologische Körperhaltungen, medizinische Eingriffe, Angst, Einsamkeit, das Gefühl, alleingelassen, gefangen, ohnmächtig und der eigenen Persönlichkeit beraubt zu sein, verursacht wird. Weiterhin verschlimmert durch fehlende Hilfe und Unterstützung, durch die Vorstellung, bestraft zu werden und durch die unmenschliche Betreuung (die so genannten „familienfreundlichen" Krankenhäuser werden glücklicherweise mehr, aber es sind noch immer zu wenige).

Es sind Schmerzen, die tatsächlich nicht zu rechtfertigen sind. Unter solchen Bedingungen ist die starke Nachfrage nach Schmerzmitteln mehr als verständlich und gerechtfertigt, aber tatsächlich handelt es sich nicht um eine Wahlmöglichkeit, sondern um eine Zwickmühle.

„Die modernen Möglichkeiten der Schmerzbekämpfung sind dabei, eine neue Art von Gefängnis für die Frauen zu schaffen; das Gefängnis des Nicht-Bewusst-Erlebens, der gedämpften Wahrnehmung, des Vergessens, der totalen Passivität. (...) Aber die Flucht vor körperlichem oder seelischem Schmerz ist ein gefährlicher Mechanismus, durch den wir nicht nur den Kontakt mit den schmerzhaften Empfindungen verlieren, sondern auch den Kontakt zu uns selbst." (Adrienne Rich – 1983)

In **Italien** existiert keine echte Wahlmöglichkeit, denn eine natürliche Schmerzbehandlung und eine professionelle Unterstützung während der Geburt werden nicht allgemein angeboten. Ebenso wenig gibt es Studien, die die PDA mit den Methoden der natürlichen Schmerzlinderung vergleichen.

In **Deutschland** sieht die Situation zumindest auf den ersten Blick besser aus: es gibt viele motivierte Hebammen, die sich um eine frauen-, kinder- und familienfreundliche Geburts-hilfe bemühen. Doch auch sie stoßen allzu oft an die Grenzen ihrer Möglichkeiten. Grund dafür sind sowohl organisatorische Probleme als auch Uneinigkeit zwischen den Kolleginnen und vielerorts die hierarchischen Strukturen, die es unmöglich machen, bestimmte Dinge zu ändern, die „bei uns schon immer so gemacht werden."

2 Physiologische Grundlagen und Funktionen des Geburtsschmerzes

Die Funktion von Schmerz in physiologischen Abläufen

Alle natürlichen physiologischen Abläufe in unserem Körper sind schmerzfrei. Ist z. B. die Atmung oder die Verdauung schmerzhaft, so stellt das normalerweise ein Warnzeichen dar. Die Begründer der **Psychoprophylaxe** haben deshalb lange darüber diskutiert, ob der Geburtsschmerz als natürlich oder krankhaft anzusehen sei. Chertok und Langen (1968) haben z. B. behauptet, dass das Empfinden von Schmerz während der Geburt ein Ausdruck neurotischer Störungen und Einbildungen der Frauen sei. Sie haben deshalb empfohlen, dass sich etwa 80 % der Frauen vor der Geburt in Psychotherapie begeben sollten.

Forschungen über **schmerzfreie Spontangeburten** (Agnetti, 1992) haben ergeben, dass zwischen 7 % und 14 % der Frauen in westlichen Ländern ohne Schmerzempfinden gebären. Dieser Prozentsatz entspricht dem Anteil von Personen, die bei einer Hypnosetherapie leicht in eine tiefe Hypnose fallen. Bisher wurde aber noch nicht untersucht, ob es zwischen diesen beiden Ergebnissen einen Zusammenhang gibt. Diese Hypothese liegt aber nahe, da das Gebären durch einen veränderten Bewusstseinszustand oder die Fähigkeit des Sich-gehen-lassens erleichtert wird und Frauen, die leicht in einen Trancezustand kommen, eine veränderte oder deutlich verminderte Schmerzwahrnehmung haben könnten.

Untersuchungen zur Geburt in einigen **Naturvölkern**, die durch das Wissen von Frauen überliefert worden sind, berichten von schmerzlosen Geburten als ein Ergebnis intensiver Bewusstseinsarbeit und dem Üben der Fähigkeit, sich in einen meditativen Zustand zu versetzen.

Für die überragende Mehrzahl der Frauen ist die Geburt jedoch schmerzhaft.

> Das Vorhandensein von Schmerz hat eine entwicklungsgeschichtliche Funktion: während der Geburt fördert der Schmerz die Aufmerksamkeit auf das Ereignis und dient damit als Beschützer von Mutter und Kind.

Dies wird noch deutlicher, wenn wir die Geburt als einen **paradoxen physiologischen Vorgang** begreifen: die Geburt ist ein Angriff auf die Unversehrtheit der Frau. Um einem anderen Menschen das Leben zu schenken, muss die Frau sich gegen ihren eigenen Körper richten; sie muss einen Angriff des Kindes auf ihre Eingeweide ertragen, was ihrem natürlichen Selbsterhaltungsinstinkt entgegensteht. Ein solcher „Angriff" auf die eigene Unversehrtheit versetzt den Körper in einen Alarmzustand. Der Schmerz signalisiert dem Körper die Gefahr und zwingt ihn, zu reagieren. In gewisser Weise stellt also die Geburt einen Kampf zwischen **Selbsterhaltung und Selbstaufgabe** dar. Der uneigennützige Akt des Gebärens wird jedoch kompensiert durch die immense Befriedigung nach der Geburt, die bei den Frauen den Wunsch hervorruft, die Erfahrung zu wiederholen, das heißt nochmals zu gebären und weitere Kinder zu bekommen.

Das Wesen des Geburtsschmerzes

Einer der herausragendsten Merkmale des Geburtsschmerzes ist seine **Rhythmenhaftigkeit**. Der Rhythmus besteht aus Schmerz und Pause, Zusammenziehen und Entspannung, Unbehagen und Wohlbefinden durch Beschleunigung und Verlangsamung. Der Rhythmus ist dynamisch und kann sich durch individuelle Faktoren verändern. Sein Tempo ist abhängig von der Persönlichkeit und den Erlebnissen jeder einzelnen Gebärenden und jedes einzelnen Kindes, er kann also nicht allgemein festgelegt werden.

Der Geburtsschmerz ist also ein **intermittierender Schmerz mit individueller Dynamik**, der von den Bedürfnissen von Mutter und Kind abhängig ist. In dieser Rhythmenhaftigkeit liegt eines der größten Geheimnisse der natürlichen Geburt und der natürlichen Schmerzbehandlung. Dies ist der wesentliche Unterschied zu anderen Arten von Schmerz.

> Der wechselnde Rhythmus im Laufe der Geburtsarbeit bietet Mutter und Kind die Möglichkeit einer allmählichen Anpassung. Wird das individuelle Tempo nicht respektiert und die Geburt beschleunigt, so bedeutet das erhöhten Stress sowohl für die Mutter als auch für das Kind.

Die Schmerzreize

Der Schmerz entsteht an zwei Orten: zum einen in der Körperregion, in der der Angriff stattfindet (also im Bauchraum, in der **Peripherie**) und zum zweiten zentral im **Gehirn**. Und zwar in dem Bereich, der für unsere Gefühle, Empfindungen, Instinkte und für das Unbewusste zuständig ist, dort, wo unsere Lebenserfahrung gespeichert ist. Die peripheren Reize aktivieren die zentralen Reize. Beide zusammen erzeugen so die **individuelle Schmerzempfindung**.

Die sensiblen peripheren (oder körperlichen) Reize

Die Gebärmutter und der Gebärmutterhals sind mit **sensiblen Nervenfasern** versehen, die neben den **sympathischen Nerven** zum Rückenmark ziehen: dieser utero-cervicale Nervenstrang vereinigt sich mit dem N. hypogastricus, der im runden Mutterband der Gebärmutter (Lig. teres uteri) verläuft und weitere Nervenäste aus den großen Schamlippen, dem vorderen Teil des Bauches und aus dem geraden Bauchmuskel aufnimmt. Er folgt dem Darmbeinkamm, vereinigt sich mit dem Plexus hypogastricus superior, und endet in den sympathischen Bahnen des Lendenbereiches und unteren Thoraxbereiches. Von dort aus werden die Reize über die Spinalnerven Th 11 und 12 und danach weiter zu Th 10 und L 1 geleitet (Abb. 2.1).

Die **Hautäste** des 11. Brustnerves (Th 11) leiten die Reize zur Haut des über dem Wirbelsäulenfortsatz liegenden Bereiches des 3. und 4. Lendenwirbels. Äste des 12. Brustnerves innervieren die Haut über dem 5. Lenden- und dem ersten Kreuzbeinwirbel. Verzweigungen des N. hypogastricus innervieren die Haut des vorderen Unterbauches.

> Der Schmerz der Gebärmutterkontraktionen wird wie alle Eingeweideschmerzen (viszerale Schmerzen) zu den Hautsegmenten weitergeleitet, die vom gleichen Rückenmarksbereich innerviert werden.

Die **lokalen Rezeptoren** im Gewebe, die nur auf Verletzungen oder Überdehnungen reagieren, sind im unteren Uterinsegment und im Gebärmutterhals vermehrt vorhanden, am Fundus der Gebärmutter dagegen nur vereinzelt.

Der **Geburtsschmerz** wird also eher im Unterbauch, seitlich über dem Darmbeinkamm und hinten im Kreuzbeinbereich wahrgenommen. Der Beckenboden, die Vagina und die Vulva werden von Nervus pudendus und N. coccygeus innerviert. Deren Verzweigungen bilden die Beckennerven, die auch Blase, Rektum und Vagina versorgen. Der N. pudendus läuft durch die Fossa ischiorektalis und tritt auf der Höhe des 2.–4. Kreuzbeinwirbels (S 2–S 4) ins Rückenmark ein.

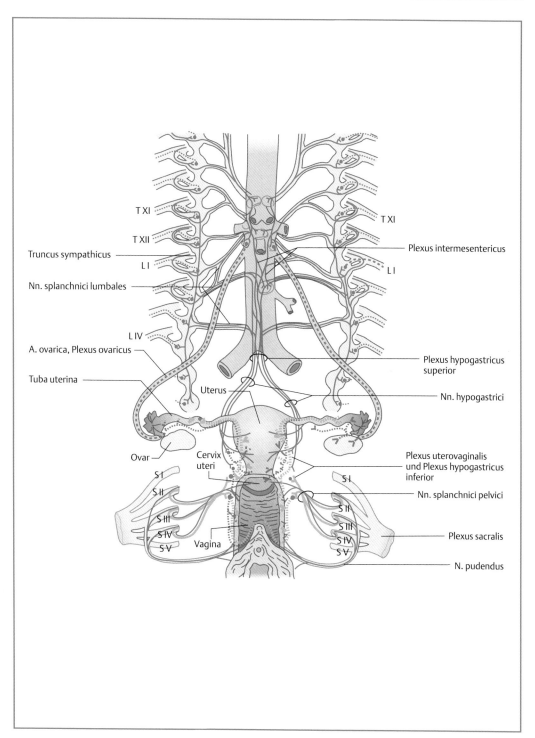

Abb 2.1 Innervation der weiblichen Geschlechtsorgane
(modifiziert nach Netter, Atlas der Anatomie des Menschen, Thieme 2003).

Körperliche Ursachen für den Geburtsschmerz

Es handelt sich dabei um Eingeweideschmerzen, welche durch **Überdehnung, Risse und auch Ischämie im Gebärmuttermuskel** (letztere kommt im physiologischen Prozess nicht vor) hervorgerufen werden:

- Überdehnungen und kleinste Risse am Muttermund: es besteht ein enger Zusammenhang zwischen der Intensität des Schmerzes und der Öffnung de Zervix, besonders wenn der Muttermund sehr rigide ist.
- Dehnung des unteren Uterinsegmentes
- Zerrungen der Mutterbänder
- Druck auf die Nervenenden des Plexus lumbosacralis (im Lendenwirbel- und Kreuzbeinbereich)
- Druck auf die Beckengelenke
- Öffnung, Zerrung und Dehnung des Beckenbodens und der Vulva: die Intensität des Schmerzes steht im direkten Zusammenhang mit dem Grad der An- oder Entspannung in diesen sensiblen Bereichen. Das Schmerzempfinden während der Austreibungsphase ist individuell sehr unterschiedlich, es variiert von starkem Schmerz bis hin zu Lustempfinden.
- Ischämie der Uterusmuskulatur aufgrund metabolischer Übersäuerung (Azidose), zu häufigen oder zu lang dauernden Kontraktionen (unphysiologisch). Die normale Uteruskontraktion ist nicht schmerzhaft.

Die zentralen (oder „psychologischen") Reize

Untersuchungen haben ergeben, dass es sich beim Empfinden von Schmerz nicht einfach um einen peripheren Reiz handelt, der durch die Übertragung auf einer Schmerzbahn zum Schmerzzentrum im Gehirn eine dem Ausmaß des Reizes angemessene Reaktion hervorruft. Tatsächlich sind die Entstehungsmechanismen des Schmerzes sehr viel komplexer. Die Empfindung eines akuten Schmerzes wird von physiologischen und psychischen Faktoren beeinflusst. Sie bezieht den Großteil der Nervenstrukturen mit ein, die an sensorischen, emotionalen, instinktiven, kognitiven und motorischen Abläufen und psychodynamischen Mechanismen beteiligt sind.

> Die zentralen Faktoren des Schmerzes können die Wahrnehmung der peripheren Reize verringern oder verstärken.

Psychische Faktoren des Geburtsschmerzes

- **Negative Konditionierung durch ungünstige kulturelle Faktoren:** z. B. Geringschätzung des schöpferischen Aktes der Geburt, geringe Selbstachtung, frühere traumatische Lebenserfahrungen oder Horror-Erzählungen von Geburten, ein schwieriges Verhältnis zum Schmerz, ein schmerzhaft erlebtes Selber-geboren-werden, die eigene soziale Rolle als Frau.
- **Kulturelle Prägung:** die Wert- oder Geringschätzung, die im eigenen Kulturkreis dem Leiden beigemessen wird, das gesellschaftliche Erleben von Geburt und vom Frausein, der Hang zur Unterwürfigkeit oder zur Passivität, die Beachtung des Schmerzes und der Umgang mit ihm, die in einer Gesellschaft üblich sind.
- **Persönliche Lebenserfahrungen:** alle schmerzhaften persönlichen Erlebnisse, Verlusterlebnisse, die Art des Verhältnisses zu sich selbst, Ängste, emotionale Belastungen durch ungelöste Probleme, die eigene Sexualität, die eigene Geburt, die Einstellung gegenüber Veränderungen im Leben, die emotionale Reife usw.

Die Schmerzbahnen

Die verschiedenen Nervenrezeptoren werden gemäß dem Gesetz des kleinstmöglichen Reizes (Reizschwelle) aktiviert, der je nach Rezeptor-Typ und nach den absteigenden hemmenden Mechanismen unterschiedlich ist. Die Reize werden über die sensiblen Fasern des **sympathischen Nervensystems**, über die viszeralen Nerven des **parasympathischen Sys-**

tems und die somatischen Nerven des zentralen Nervensystems ans **Rückenmark** (Hinterhörner) geleitet. Die graue Substanz der Hinterhörner bereitet diese peripheren Informationen auf und leitet sie ans **Gehirn** weiter.

Die **Substantia gelatinosa der Hinterhörner** im Rückenmark stellt eine Art Absperrung gegenüber schmerzhaften Reizen dar, die sich öffnen und schließen kann, Reize zurückhalten oder ihren Durchgang erleichtern kann. Dies hängt von den absteigenden Impulsen ab, die das Gehirn nach dem Erhalt der Information über schnellleitende Fasern (Aktivatoren der zentralen Kontrolle) sendet.

Theorie der Eingangskontrolle des Schmerzes (Gate control)

Melzak und Wall (1982) haben die Theorie der Eingangskontrolle formuliert, die in der **grauen Substanz** (Nervenzellen) der Hinterhörner des Rückenmarkes erfolgt. Dort finden unter dem Einfluss der auf- und absteigenden Impulse komplexe Kontrollmechanismen statt, Informationen werden ausgetauscht und Codes verändert. Die wie ein Schmetterling geformte graue Substanz des Rückenmarks ist von der **weißen Substanz** umgeben, in der die auf-, absteigenden und kommunizierenden Bahnen verlaufen.

Die Hinterhörner bestehen aus sechs verschiedenen Schichten. In der ersten und zweiten befindet sich die Substantia gelatinosa.

Sie besteht aus einem dichten Netz miteinander verbundene kurzen Fasern, empfängt leitende Fasern jeder Art aus allen Körperregionen (auch aus den anderen Schichten der Hinterhörner) und hat eine wichtige Funktion bei der Modulation der Informationen. Es ist ein abgeschlossenes hoch spezialisiertes Zellsystem, das die Aktivität der Nervenzellen beeinflusst, welche Reize zum Gehirn leiten.

Die Zellen der ersten und zweiten Schicht erhalten Reize von den **A-Delta-Fasern** (dicke, markhaltige Nervenfasern mit schneller Lei-

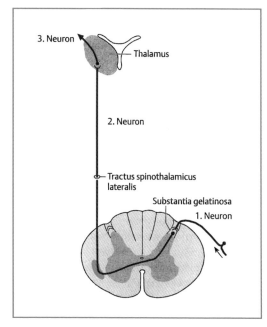

Abb. 2.**2** Rückenmarksquerschnitt mit Schmerzbahnen
(aus: Bähr/Frotscher: Duus' Neurologisch-topische Diagnostik, Thieme 2003)

tung zum Rückenmark und Gehirn, verbunden mit Rezeptoren hoher Schwelle, für den hellen, gut lokalisierbaren, akuten Schmerz) und den **C-Fasern** (dünn, marklos, langsame Weiterleitung zum Rückenmark, über das retikuläre System zum Thalamus, für dumpfe, schlecht lokalisierbare Schmerzen von längerer Dauer, mit langsamerer Reaktion, verbunden mit Nozirezeptoren mit freien Nervenendigungen). C-Fasern enthalten eine hohe Zahl von Rezeptoren für körpereigene Opiate.

Ein intensiver noxischer (= schädigender) Reiz aktiviert die A-Delta-Fasern, bezieht eine Vielzahl von C-Fasern mit ein, erhöht aber auch die Intensität der Erregung aller Rezeptorfaser-Einheiten.

Man geht heute davon aus, dass Schmerz erst dann als solcher wahrgenommen wird, wenn die gesamte Erregung der Nervenfasern ein kritisches Niveau überschreitet.

Die Theorie der Eingangskontrolle des Schmerzes basiert auf folgenden Überlegungen:

- Die **Übertragung der Nervenreize von der Peripherie zum Rückenmark** wird von einem Kontrollmechanismus beeinflusst, der sich in den Hinterhörnern befindet.
- Dieser **spinale Kontrollmechanismus** wird von der Aktivität der dicken und dünnen Fasern angeregt: die Aktivität der dicken Fasern hemmt die Übertragung eher (das Eingangstor wird geschlossen), während die Aktivität der dünnen Fasern sie eher erleichtert (das Tor wird geöffnet).
- Der spinale Kontrollmechanismus wird von **absteigenden Nervenimpulsen** beeinflusst, die **aus dem Gehirn** kommen und die Reizleitung erleichtern oder hemmen können (das Eingangstor öffnen oder schließen).
- Ein spezielles System von Fasern mit großem Durchmesser und rascher Leitgeschwindigkeit (A-Delta-Fasern) aktiviert selektive Prozesse im Gehirn. Dadurch wird die regulierende Wirkung des Eingang-Kontrollsystems über die absteigenden Bahnen beeinflusst (**Aktivierung der zentralen Kontrolle**)
- Sobald die Erregung der Übertragungszellen des Rückenmarks ein kritisches Niveau übersteigt, wird das zentrale Aktionssystem angeregt; d. h. jene Nervenbereiche, die zu den komplexen und charakteristischen Verhaltensmodellen des Schmerzes führen.

Dieser Theorie zufolge haben die **dünnen Fasern** eine wichtige Rolle bei der Übertragung des Schmerzes (Schmerzleitung). Sobald ein schädigender Reiz eine große Anzahl dünner Fasern erreicht, fördern diese die Übertragung und schaffen die Grundlage für die Bündelung der aufsteigenden Reize. Sie führen zu einer intensiven Entladung der Übertragungszellen im Rückenmark, welche die kritische Schwelle überschreiten kann. Andererseits sind die Impulse der dünnen Fasern empfänglich für die Änderung der Aktivität des gesamten Nervensystems. Die **dicken Fasern** verhindern die Übertragung der Reize ans Gehirn. Somit wird also der Kontrollmechanismus im Rückenmark durch die antagonistischen Wirkungen der Fasern mit großem und kleinem Durchmesser sowie von der hemmenden oder stimulierenden Wirkung der absteigenden Nervenfasern reguliert.

> Die Modulation des Schmerzes findet also **vor** seiner Wahrnehmung statt! Ein schmerzhafter Reiz kann deshalb – je nach Wirkung der zentralen Mechanismen – verstärkt, abgeschwächt oder neutralisiert werden.

Bildlich ausgedrückt ergibt sich folgende Dynamik: „Der stetige Fluss von Impulsen an das Rückenmark wird in erster Linie von den dünnen Fasern gelenkt, die sich, wenn keine noxischen Reize vorhanden sind, in ihrem Normalzustand befinden. Die Anpassung erfolgt langsam, das spinale Kontrollsystem bleibt dabei geöffnet.

Steigert sich die Stimulation, dann beginnen sich viele bis dahin inaktiven Fasern zu entladen und die bereits aktiven Fasern erhöhen ihre Aktivität, indem sie Informationen über die Art des Reizes ans Gehirn weiterleiten. Viele der dicken Fasern, die bei abwesenden Reizen inaktiv sind, werden im Vergleich zu den dünnen Fasern stärker aktiv. Sie regen die Übertragungszellen an, **schließen** aber gleichzeitig **die hintere Eingangspforte** teilweise.

Wenn die Stimulation weiterhin steigt, wird eine Vielzahl von Rezeptorfasern einbezogen und dadurch die Reizfrequenz erhöht. Die positiven und negativen Auswirkungen der Entladung auf die dicken und dünnen Fasern neigen dazu, neutralisiert zu werden und die Frequenz der Übertragungszellen erhöht sich nur langsam.

Dauert der Reiz länger an, so passen sich die dicken Fasern langsam an und lösen eine entsprechende Aktivitätserhöhung bei den dünnen Fasern aus. Somit **öffnet sich das hintere Eingangstor** und die Frequenz der Übertragungszellen erhöht sich schneller. Wird in dieser Phase die Tätigkeit der dicken Fasern weiter angeregt (Gegen-Irritation) und die Tendenz zur Anpassung überwunden, dann schließt sich die Absperrung wieder und die Entladefrequenz der Übertragungszellen verlangsamt sich wieder.

Die Eingangskontrolle ist ein wichtiger Mechanismus bei der Schmerzkontrolle. Auf der aufsteigenden Bahn erfolgen jedoch fortlaufend neue Modulationen, die eine immer genauere Einschätzung der Art und der Qualität des Schmerzreizes möglich machen." (Melzack und Wall, 1982)

Die aufsteigenden Schmerzbahnen

Die im Rückenmark zum Gehirn laufenden Nervenbahnen unterscheiden sich in Bahnen mit schneller und Bahnen mit langsamer Leitungsgeschwindigkeit.

Die schnelle aufsteigende Bahn:

- Das **lemniskale System** bündelt die aus den Hinterhörnern des Rückenmarks austretenden Fasern und überträgt Reize an den Thalamus und an den parietalen Kortex (Großhirnrinde). Es besteht aus dicken Fasern und aktiviert die zentrale Kontrolle. Aufgrund seiner sehr schnellen Leitfähigkeit ermöglicht es dem Gehirn, die sensitiven Informationen selektiv wahrzunehmen, zu bewerten, zu lokalisieren und zu modulieren, bevor die verschiedenen Aktionssysteme (motorisch, vegetativ) angeregt werden.
- Der **Tractus spinothalamicus** steigt im Vorderseitenstrangsystem auf, überträgt die Impulse an den Thalamus und den parietalen Kortex, an das retikuläre System, die intrathalamischen Kerne und an das limbische System. Weiterhin schafft er die Verbindung mit dem Hypothalamus, der Hypophyse und den vegetativen Kernen (Früher wurde er als Schmerzbahn bezeichnet).

Die langsame aufsteigende Bahn:

Hierbei handelt es sich um ein Netz aus kurzen miteinander verbundenen Fasern, die zum Rückenmark aufsteigen und im retikulären System enden.

Die aufsteigenden Reize werden bereits vom absteigenden Kontrollsystem beeinflusst und moduliert. Ihre Intensität muss nicht notwendigerweise mit der Intensität des peripheren Reizes übereinstimmen.

Ebenso wie ein Schmerz schon vor dem oder sogar ohne den peripheren Reiz, allein aus Angst oder in Erwartung des Schmerzes, wahrgenommen werden kann, so kann ein Schmerz auch als solcher nicht wahrgenommen werden, obwohl ein starker peripherer Reiz vorhanden ist.

Die absteigenden Schmerzbahnen

Sie durchlaufen die pyramidalen und extrapyramidalen motorischen Bahnen, die sympathische und parasympathische Kette und enden in den Vorderseitensträngen des Rückenmarks.

Die absteigenden Kontrollsysteme

Das **retikuläre System** (Formatio reticularis) mischt und analysiert die aufsteigenden peripheren Reize und die zentralen Reize aus Großhirnrinde und limbischem System. Es verbindet sie mit dem individuellen Erfahrungswissen, um dann hemmende Impulse an die Hinterhörner zu senden. Dort wird der Schmerzreiz zuerst modifiziert, bevor er an die verschiedenen Bereiche des Gehirns weitergeleitet wird und eine spezifische Antwort erfolgt (Kontrollsystem der Intensität).

Zentrale Erregungszustände wie z. B. Angst, Aufregung oder andere Gefühle können also die Absperrungen der Hinterhörner gegenüber allen aus den verschiedenen Bereichen des Körpers eintreffenden Afferenzen öffnen oder schließen. Man vermutet, dass das absteigende Kontrollsystem Serotonin als Neurotransmitter benutzt.

Muskelstarre und Bewegungslosigkeit stimulieren z. B. das retikuläre System in pathologischer Weise und versetzen das Großhirn in Alarmzustand. Dadurch wird die Empfindlichkeit aller zentralen Strukturen gegenüber afferenten Reizen erhöht und so heftige Reaktionen provoziert. Beispiel: Die Erwartung des Schmerzes erhöht den Schmerz.

Eine **physiologische Muskelaktivität mit entspanntem Tonus** regt die Gehirnstrukturen dagegen auf positive Weise an, aktiviert die hemmenden Mechanismen gegenüber den sensorischen Reizen und unterstützt die Produktion von Endorphinen und Enzephalinen (endogene natürliche Schmerzmittel).

Zentrale Schmerzmechanismen

- **Das retikuläre System** (Formatio reticularis) breitet sich vom verlängerten Rückenmark (Medulla oblongata) bis zum Zwischenhirn aus und besteht aus einem Netz von Fasern, in dessen Maschen sich Anhäufungen von Zellen befinden. Es hat Verbindungen zu sämtlichen Nerven des Schädels, mit den aufsteigenden und absteigenden Bahnen und reicht somit in alle Bereiche des Gehirns. Hier fließen alle Arten von Informationen zusammen.

Das retikuläre System misst und moduliert die Stärke der Reize (ist also das **eigentliche Kontrollsystem der Intensität**). Je nach der Gesamtintensität aktiviert es entweder jene Bereiche des Gehirns, die angenehme Gefühle und die Tendenz zur Annahme fördern oder – beim Überschreiten der kritischen Schwelle – jene Bereiche, die für unangenehme Gefühle und die Tendenz zur Ablehnung zuständig sind. Dann schickt es hemmende oder anregende Impulse an alle Ebenen der afferenten Bahnen.

Das retikuläre System versetzt das Gehirn also entweder in einen Zustand von Wachsamkeit und Alarm oder von Depression und Hemmung. Es stimuliert die Hypophyse und die Produktion von ACTH und Endorphinen, kontrolliert alle sensorischen Systeme, spielt eine fundamentale Rolle bei der Integration von

Schmerz und Verhalten und ist wichtig bei der zentralen Kontrolle der aufsteigenden (afferenten) Informationen.

Wir können uns die aufsteigenden und absteigenden Bahnen am Knotenpunkt von peripheren Reizen und dem Zentrum des Gehirns wie zwei Meeresströme vorstellen, die sich treffen: am Punkt des Zusammenfließens entstehen Wirbel, Strudel und Wellen unterschiedlicher Stärke, die auch von der Kraft der Ströme selbst abhängen. Nachdem sie sich getroffen und vermischt haben, fließen sie gemeinsam in einer schnelleren und gewaltigeren Bewegung weiter.

- **Das limbische System** ist ein entwicklungsgeschichtlich altes, funktionelles System, der Sitz der unbewussten Gefühle und der Affektivität (Gesamtheit des menschlichen Gefühls- und Gemütswesens). Es besteht aus dem Gyrus cinguli, der Hippocampusregion, dem Corpus amygdaloideum (Mandelkern), dem Septum und den tegmentalen Kernen. Es leitet Impulse an den Thalamus und den Hypothalamus weiter. Einige seiner Bereiche kommunizieren direkt mit dem frontalen Kortex.

Die Stimulierung des limbischen Systems kann eine Rückzugsreaktion hervorrufen oder Fluchtversuche, um die Stimulierung zu vermeiden. Es ordnet den Reizen eine angenehme oder unangenehme Bedeutung zu. Die Wechselwirkung zwischen dem limbischen und dem retikulären System ist von spezieller Bedeutung für die Schmerzprozesse.

> Die Intensität der Erregung im limbischen System (abhängig von unterdrückten, unbewussten Gefühlen und ungelösten Problemen) bestimmt die Wahl der Reaktionen auf den Schmerz.

- **Der Thalamus** befindet sich im Zwischenhirn und empfängt Afferenzen der sensorischen, akustischen, optischen und motorischen Bahnen sowie aus dem spinothalamischen Bereich, dem Hypothalamus und den intrathalamischen Kernen. Er überträgt Informationen über die Art und den Ursprung der Reize an alle Bereiche des Cortex und liefert die Elemente zur Wahrnehmung.

- **Der Hypothalamus** ist der Sitz der Regulatoren von Schlaf, Stoffwechsel, Temperatur, Hunger, Durst und Sexualität. Mit ihm ist die Hypophyse, das Zentrum der endokrinen (hormonellen) Aktivitäten, verbunden. Fluchtreaktionen und Angstempfinden, aber auch andere Emotionen werden von hier aus stimuliert. Er ist direkt mit dem retikulären und dem thalamischen System verbunden.

- **Die intrathalamischen Kerne** sind der Ausgangspunkt der extrapyramidalen Bahnen, die für den Muskeltonus, das unbewusste Körperempfinden und die automatisierten Bewegungen zuständig sind. Sie spielen eine wichtige Rolle bei der Reaktion auf Schmerz.

> Die entwicklungsgeschichtlich alten Gehirnteile verkörpern unseren unbewussten, beeinflussbaren Anteil, der auch die Erinnerungen an unsere ersten Lebenserfahrungen und an alle Erfahrungen auf emotionaler, instinktiver und triebhafter Ebene enthält. Hier werden Schmerzerfahrungen aktiviert und diese Erinnerungen mit einbezogen, die ansonsten für unser Bewusstsein unzugänglich sind.

Das kann Angst auslösen, aber auch faszinierend sein für Menschen, die sich besser kennenlernen möchten. Das archaische Gehirn ist auch der Ort, an dem negative und positive Konditionierungen empfangen und gespeichert werden. Es ist zugänglich für eine symbolische, bildhafte und archetypische Sprache.

Die Strukturen des Kortex (Großhirnrinde)

- **Der zerebrale Kortex** ist verantwortlich für das Beziehungsleben. Er kontrolliert alle Aktivitäten der Nervenzentren und kann sie einzeln oder im gesamten beeinflussen.

- **Der parietale Kortex** hat somatosensorische, assoziative Aufgaben und ist Ausgangspunkt einiger extrapyramidaler Fasern.

- **Der temporale Kortex** ist zuständig für Motorik, akustische und sensitive Wahrnehmungen

- **Der frontale Kortex** enthält den Bereich für die Psychomotorik, das Sprachzentrum und ist Ausgangspunkt der pyramidalen Bahnen.

- **Der okzipitale Kortex:** Bereich für das Sehen und den Geschmackssinn.

Sämtliche Bahnen sind an der Reaktion auf Schmerz beteiligt.

> Schmerz beeinflusst und beansprucht alle Bereiche des menschlichen Gehirns. Er stimuliert so das gesamte Reaktionsvermögen bzw. die allgemeine Gesundheit des Menschen.

Die Neurotransmitter des Geburtsschmerzes

Es gibt viele chemische Übermittler des Schmerzes. Alle Nervenenden der afferenten auf- und absteigenden Schmerzbahnen besitzen verschiedene Rezeptoren für die unterschiedlichen chemischen Substanzen, z. B. Substanz P, Somatostatin, Angiotensin, Neurotensin und Glukagon.

Während die verschiedenen Substanzen zwar bekannt sind, weiß man noch kaum etwas über ihren genauen **Wirkungsmechanismus**, der einem übergeordneten Ordnungssystem zu folgen scheint. Der Mechanismus wird auf der Grundlage der Modulation der auf- und absteigenden Reize sowie der zentralen Schmerzbewertung im Gehirn ständig reguliert und verändert.

Speziell für den Geburtsschmerz sind folgende Überträgerstoffe wichtig:

Schmerzhemmende Substanzen

Endorphine und **Enkephaline** sind vom Körper selbst produzierte Opiate, die den Schmerz hemmen und ein Gefühl von Befriedigung, Wohlbefinden und Euphorie hervorrufen, sowie den Wunsch, die Erfahrung zu wiederholen.

Sie werden im gesamten Nervensystem produziert, insbesondere jedoch im Mittelhirn und im Rückenmark, aber auch von den Lymphozyten. Sie sind sowohl in der Substantia gelatinosa der Hinterhörner konzentriert (gate control) als auch im limbischen System (affektiv) und werden außer von den Nervenzellen auch von den Lymphozyten erkannt mit einem direkten und stimulierenden Effekt auf das Immunsystem.

Die in der Hypophyse gebildete **Vorstufe der Endorphine, das β-Lipotropin** ist auch die Vorstufe für **ACTH**. Es besteht also ein interessanter Zusammenhang zwischen der Bildung von ACTH, das von starkem Stress und Anstrengung ausgelöst wird, und der gleichzeitigen Produktion von Endorphinen zur Befriedigung nach der Anstrengung. Gleichzeitig kann das ACTH aber auch die Endorphine hemmen.

Serotonin und **Noradrenalin** wirken als absteigende Hemmer gegenüber den Übertragungszellen der aufsteigenden Reize. Serotonin wird im Gehirn und im Rückenmark freigesetzt. Seine genauen Wirkungsmechanismen sind noch nicht umfassend bekannt.

Schmerzstimulierende Substanzen

ACTH, Prostaglandine und zum Teil auch **Oxytocin** wirken schmerzanregend. Jede Stresssituation, Kontraktion oder Überstimulation des sympathischen Nervensystems kann Schmerz produzieren. Oxytocin und Prostaglandine sind zusammenziehende Hormone, sie arbeiten in dieselbe Richtung, wobei Prostaglandine statisch wirken und Oxytocin rhythmisch.

Sind diese Substanzen auf **gleichbleibend hohem Niveau** vorhanden (chronischer Stress, Wehentropf), anstatt in peaks ausgeschüttet zu werden, so wird die Produktion von Endorphinen gehemmt. Der Schmerz nimmt dadurch an Intensität zu, ist scharf und bleibt stets auf hohem Niveau.

Kompensationsmechanismen des Geburtsschmerzes

Die Besonderheit des Geburtsschmerzes ist sein rhythmischer Verlauf. Durch das Abwechseln von Schmerzspitzen (akuter Stress) und absolut schmerzfreien Pausen (Abwesenheit von noxischen Reizen und Alarm) wird paradoxerweise die Bildung von Endorphinen stark angeregt.

Dieser Mechanismus ist **entwicklungsgeschichtlich begründet**: die menschliche Fortpflanzung steht unter starkem Schutz und ist nur gesichert, wenn die Frauen das Gebären als Erfüllung erleben und deshalb die Erfahrung wiederholen möchten. Ein so schmerzhafter Vorgang wie das Gebären muss also mit Hilfe der Endorphine stark kompensiert werden. Dies geschieht allerdings nur bei Spontangeburten ohne medizinische Eingriffe.

Eine medikalisierte Geburt mit dem Einsatz von synthetischen Wehen- und Schmerzmitteln verhindert diese Mechanismen und erlaubt keine derart tiefe Befriedigung durch die Erfahrung des Gebärens. Der Wunsch, die Erfahrung zu wiederholen, ist danach stark reduziert.

Ein Zusammenhang zwischen den sinkenden Geburtenzahlen und dem Mangel an Befriedigung durch nicht natürlich verlaufende Geburten liegt deshalb nahe.

Die Dimensionen des Schmerzes

Wir unterscheiden drei grundlegende Dimensionen des Schmerzes, die stets alle gleichzeitig vorhanden sind, nur in unterschiedlicher Gewichtung. Sie wirken zusammen, können sich gegenseitig stimulieren oder hemmen und sind für die Einschätzung und das Empfinden des Schmerzes verantwortlich.

> Diese Dimensionen haben Einfluss darauf, wie der Schmerz von der Gebärenden emotional angenommen und erlebt wird, wie er bewertet und ihrer Kultur und ihrem Erkenntnisstand entsprechend eingeordnet wird.

Wahrnehmung, Bewertung und Erleben von Schmerz werden demnach von zentralen Faktoren beeinflusst und sind deshalb höchst individuell. In der Geburtsvorbereitung können Hebammen auf allen drei Ebenen arbeiten.

Die sensorisch-unterscheidende Dimension

Sie hängt von den Reizübertragungen an den Thalamus und an den somatosensorischen Kortex ab. Diese Dimension ist im Thalamus verankert und verantwortlich dafür, wie der Schmerz wahrgenommen wird: wo genau tut es weh? Wie fühlt der Schmerz sich an? Wie stark ist er?

> Die sensorisch-unterscheidende Schmerzdimension bestimmt die **Wahrnehmung der Schmerzintensität** und kann beeinflusst werden durch Massagen, den Einsatz von Wasser, Wärme, Kälte, Wickel, Bewegung usw.

Die affektiv-motivierende Dimension

Sie hängt vom limbisch-retikulären System ab. Das **retikuläre System** ist mit allen sensorischen, motorischen und insbesondere mit den extrapyramidalen, vegetativen Systemen verbunden. Es ist zuständig für alle Reaktionen von Angriff und Flucht, Muskelstarre, Angst etc. sowie für die vegetativen Reaktionen.

Das **limbische System** reagiert mit Wohlbefinden oder Missfallen, je nach seiner Belastung und verleiht der Schmerzerfahrung somit einen Gefühlswert. Die direkte Verbindung zwischen dem limbischen System und dem frontalen Kortex scheint für die unangenehmen Gefühle als Reaktion auf den Schmerz verantwortlich zu sein. (Ronald Melzack, 1976).

Diese Systeme sind für Einflüsse vom Großhirn empfänglich, ihre Aktivität kann leicht von **äußeren Gegebenheiten** (z. B. Stille oder Durcheinander) oder **inneren Empfindungen** (z. B. Gelassenheit oder Besorgnis) verändert werden. Die Reaktion kann je nachdem Erstarrung oder Entspannung sein.

Es wird vermutet, dass bis zu einem bestimmten Grad von Schmerz (der bei jeder Person unterschiedlich sein kann) auch Gehirnstrukturen erregt werden, die einen angenehmen Gefühlszustand und zwischenmenschliche Annäherung fördern. Übersteigt jedoch der Schmerz diese Schwelle, werden andere Gehirnstrukturen erregt, die unangenehme Gefühle sowie Ablehnung und Distanzierung hervorrufen.

> **Tipp** Die affektiv-motivierende Schmerzdimension beeinflusst die **emotionale Qualität der Schmerzerfahrung** und ist verantwortlich für die Reaktion auf den Schmerz (z. B. Akzeptanz, Lust, Angst, Verweigerung). Sie kann während der Geburt durch eine unterstützende Atmosphäre günstig beeinflusst werden, durch die liebevolle Nähe des Partners oder einer Freundin, positive Konditionierungen und die Arbeit am Bewusstsein.

Die erkennend-wertende Dimension

Sie ist abhängig von den Projektionen des Kleinhirns auf die Großhirnrinde und wird beeinflusst durch **Information, (kulturelle) Erfahrungen und Rationalität.** Die Großhirnrinde erhält die sensorischen und affektiven Informationen, analysiert sie, stellt sie vergangenen Erfahrungen sowie kulturellen Werten und der gegenwärtigen Angst gegenüber und aktiviert oder hemmt dann die beiden anderen Schmerzdimensionen.

Dies kann selektiv oder im Gesamten geschehen. Wenn z. B. das affektiv-motivierende System durch positive Erfahrungen oder ein positives Bewusstsein gehemmt wird, wird die Frau den einfachen Schmerz wahrnehmen ohne unangenehme Reaktionen wie Abwehr oder vegetative Reaktionen. Wird das System dagegen durch Angst oder negative Prägung stimuliert, dann kann auch ein schwacher Reiz schon sehr schmerzhaft empfunden werden. Es ist die **spezifisch menschliche Dimension des Schmerzes** und bedingt deshalb in erster Linie die beiden anderen.

> *Tipp* Auf die erkennend-wertenden Schmerzdimension können Hebammen besonders gut in der **Geburtsvorbereitung** einwirken, also bereits vor der eigentlichen Schmerzerfahrung, indem sie den Frauen Kenntnisse über die Funktionen des Geburtsschmerzes vermitteln und ihnen dadurch die bewusste Motivation ermöglichen, sich auf den Schmerz einzulassen. Wichtig ist es auch, den Frauen passende „Waffen" an die Hand zu geben, damit die Angst vor dem Schmerz geringer wird.

Bewegung und Ausdruck als Reaktion auf den Geburtsschmerz

Die physiologischen Reaktionsmechanismen

- **vegetative Reaktionen**: Kontraktion oder Verkrampfung der Skelettmuskulatur, erhöhte Aktivität hormoneller Organe und der Schweißdrüsen; Veränderungen des Blutdrucks, der Herz- und Lungenfunktion, Veränderung der Arbeit von inneren Organen.
- **zentrale zerebrale Reaktionen**: emotionale Reaktionen, innere Unruhe und Angst, verhaltensbedingte Reaktionen wie Bewegung, vokaler Ausdruck (z. B. schreien, stöhnen), Gesichtsmimik, das Einnehmen bestimmter Positionen (Schonhaltungen), das sofortige Zurückziehen des gefährdeten Körperteils (z. B. das Verschließen der Vagina).

> Die emotionale Reaktion auf Schmerz ist Angst und Anspannung (physiologisch-funktionale Reaktion) oder Beklemmung/Depression (was bei chronischem Schmerz der Fall sein kann).

Die Art der Reaktion ergibt sich aus einem **Zusammenspiel der verschiedenen Schmerzdimensionen**: die ersten beiden Dimensionen beschäftigen sich mit der Art der Schmerzwahrnehmung, beinhalten die Lokalisation und die Intensität des Reizes, die Tendenz zu Rückzug, Flucht oder Akzeptanz, während die dritte Schmerzdimension den Reiz mit vorausgegangenen Lebenserfahrungen vergleicht und auf deren Basis bewertet.

> *Tipp* Es gibt also Bewegungsreaktionen, vegetative und verbale Reaktionen auf den Schmerz. Dadurch kommt bei jeder gebärenden Frau ihr eigenes komplexes und höchst **individuelles Verhalten** zum Ausdruck.

Die richtige Interpretation dieses Verhaltens ermöglicht es der Hebamme, die Situation genauer einzuschätzen, in der die Gebärende und ihr Kind sich gerade befinden. Das Beobachten und richtige Einordnen des spontanen Verhaltens einer Gebärenden ist eine der grundlegenden Kompetenzen der Hebammenkunst.

Die „kontrollierte" Reaktion auf Schmerz

In manchen Gesellschaften, auch in der unsrigen, ist der offene Ausdruck von Schmerzempfinden nicht gut angesehen. Die Frau fühlt sich verpflichtet, sich kontrolliert und ruhig zu verhalten. Das Idealbild der Gebärenden ist das einer Frau, die lautlos in ihr Taschentuch beißt und so atmet, wie sie es im Kurs gelernt hat. Eine Frau, die bei der Geburt schreit, gilt als hysterisch und hat ihre Lektion nicht richtig gelernt.

Wenn wir die physiologischen Mechanismen von Reiz und Reaktion studieren, so können wir erkennen, dass **Schmerzreize** die Gefühle eines Menschen stark aktivieren. Sie erhöhen dessen „elektrische Ladung" und durch die Verbindungen des Kleinhirns mit der Groß-

Wie Sympathikus und Parasympathikus im Körper sichtbar und spürbar sind

Dilatation (Erweiterung) und Kontraktion werden auf der psychischen Ebene als Wohlempfinden/Entspannung und Angst/Anspannung wahrgenommen, während auf der physischen Ebene Dilatation dem Vagus zugeordnet ist und Kontraktion dem Sympathikus. Die Funktion des Parasympathikus wird von der Gruppe der Kalium-Ionen bestimmt, die sympathische Funktion von den Kalzium-Ionen.

Die Einatmung wird vom Sympathikus geleitet, die Ausatmung vom Parasympathikus. Wird dieser Rhythmus in die eine oder andere Richtung gestört, so ergibt sich unweigerlich eine Störung des gesamten biologischen Gleichgewichts.

Ist der **Parasympathikus** aktiver, so herrschen Erweiterung, Öffnung, Entspannung der glatten Muskulatur (Aktivierung der Peristaltik) vor. Weiterhin ein langsamer Herzschlag, Verengung der Pupillen, angeregte Verdauung, Hyperämie, Wärme, rosige Wangen, klarer Blick, Feuchtigkeit der Schleimhäute, positive Spannung, Wohlempfinden. In dieser **Phase des Wohlbefindens** weiten sich die peripheren Blutgefäße im Genitalbereich, die Haut rötet sich, das Gefühl kann bis zur sexuellen Ekstase empfunden werden, das Herz schlägt voll und langsam, seine Arbeit ist leicht.

Der Vagus verkörpert also das Prinzip der Erweiterung „aus sich selbst heraus, der Welt entgegen" (Wilhelm Reich) und Freude; so auch in der Sexualität.

Der **Sympathikus** arbeitet auf Hochtouren, wenn sich der Organismus zusammenzieht, sich in Bewegung setzt (körperliche Hochleistung bringt) und Blässe, Angst und Schmerz zeigt. Die Durchblutung im Uterus wird schlechter, der Herzschlag und die Atemfrequenz beschleunigt und die Pupillen erweitern sich, die glatte Muskulatur zieht sich zusammen, es herrscht ein **Zustand von extremer Klarheit und Wachsamkeit**. In diesem Zustand von Kontraktion und Beklemmung (Angst) ziehen sich die peripheren Blutgefäße zusammen, die Haut ist blass, die Schleimhäute trocken, das Herz schlägt schnell in einem angestrengten Rhythmus, seine Arbeit ist schwer.

Das Prinzip des sympathischen Systems ist also die Kontraktion „weg von der Welt, zurück zu sich selbst" (Wilhelm Reich), Schmerz und Unwohlsein.

Der Parasympathikus aktiviert die längsgestreifte Uterusmuskulatur und fördert dadurch die Austreibung, während der Sympathikus die quergestreifte Uterusmuskulatur aktiviert und damit für Spasmus und Zurückhalten des Kindes steht, wenn er überwiegt.

hirnrinde sowie den Schmerzausdruck werden sowohl die motorischen Systeme angeregt (der Mensch bewegt sich) als auch die verbalen und neurovegetativen Systeme (der Mensch drückt sich aus und folgt seinen Instinkten). Die nötige Entladung durch den Ausdruck des Schmerzes äußert sich also in freier und kontinuierlicher Bewegung, instinktivem Verhalten und dem Einsatz der Stimme.

Die **physiologische Reaktion auf den Schmerz** ist kraftvoll und befreiend. Und im gleichen Ausmaß, in dem sie befreiend wirkt und die elektrische Ladung in den zentralen Systemen verringert, werden auf der anderen Seite die **schmerzhemmenden Systeme aktiviert** und tragen somit zur Schmerzreduzierung bei.

Oftmals ist der Ausdruck des Geburtsschmerzes stärker als die peripheren Reize und hilft, **alte Schmerzerfahrungen** zu verarbeiten, die noch im Unterbewusstsein verblieben sind.

Das Umgehen mit dem Geburtsschmerz ist somit auch eine Gelegenheit, sich von alten Lasten zu befreien. Nicht selten geschieht es, dass eine Frau nach der Geburt in der Lage ist, alte Konfliktsituationen endgültig zu verarbeiten.

Ebenso ist es möglich, dass eine Frau, die ohne unverarbeitete alte Schmerzerlebnisse und ohne negatives eigenes Geburtserlebnis in die Geburt geht, keine peripheren Schmerzreize empfängt oder sie nur in geringem Maße wahrnimmt. Dick-Read (1972) stellte ja bereits fest, dass „der Schmerz nichts sein darf, was die Frau nicht ertragen kann".

Dennoch müssen wir zum **Konzept der Geburt als paradoxem Prozess** zurückkehren und nochmals die physiologischen Reaktionen auf den Schmerz durch die o. g. Mechanismen und die Kompensations- und Umsetzungsmöglichkeiten betrachten.

> Beim Geburtsschmerz gibt es zwei spezifische und unabdingbare Faktoren, die ihn erträglich machen: zum Einen der Rhythmus von Wehe und Wehenpause, zum Anderen die daraus resultierende Bildung von Endorphinen.

Die physiologischen Reaktionen auf den Schmerz können dank der Wehenrhythmik verändert werden. Wenn die gebärende Frau in der Lage ist, sich in den Wehenpausen körperlich und emotional zu entspannen, wenn sie auch während der Wehen lange ausatmen kann, wenn sie den verbalen Ausdruck, den Schrei in Gesang verwandeln kann oder mit offener Kehle tönt, wenn sie zur Lösung der Muskelverspannungen massiert wird, wenn sie sich während der Wehen frei bewegen kann, wenn sie sich ausreichend beschützt fühlt, um ihrer Angst entgegentreten zu können oder wenn sie sich einfach frei genug fühlt, den **Bedürfnissen ihres Körpers** ohne innere oder äußere Hemmungen zu folgen, dann erhält das retikuläre System keine alarmierende Meldungen, sondern beruhigende; die physiologischen Reaktionen normalisieren sich bzw. kommen in ihren richtigen Rhythmus. Dadurch wird die **Produktion von Endorphinen** ermöglicht.

Tatsächlich steigert sich bei einer natürlichen Geburt der verbale Ausdruck und der Bewegungsdrang mit fortschreitender Wehentätigkeit. Für Außenstehende erscheint der Schmerz dadurch oft unerträglich. In Wirklichkeit aber verringert sich die rein schmerzhafte Wahrnehmung und viele Frauen berichten eher vom Gefühl einer mitreißenden Kraft oder einer intensiven Anstrengung. Der Schmerz hat sich also bereits umgewandelt.

> Anstatt Kontrolle durch Unterdrückung des Schmerzes, Umwandlung des Schmerzes durch aktiven Ausdruck in Stimme und Bewegung!

Die spezifische Bedeutung von Schmerz im natürlichen Geburtsverlauf

Der Schmerz als Hormonauslöser

Der Geburtsschmerz ist notwendig, um eine ausreichende Produktion von **Oxytocin** zu gewährleisten, die für die aktive Wehentätigkeit unabdingbar ist. Aus diesem Grund werden auch zu Beginn der Wehentätigkeit (Latenzphase) noch keine pharmakologischen Schmerzmittel verabreicht, da diese die Wehen unwillkürlich blockieren würden.

Bei Geburtsbeginn wird Oxytocin aufgrund der plazentaren und mütterlichen Hormonveränderungen sowie aufgrund des aktiven Drucks des kindlichen Kopfes auf den Muttermund ausgeschüttet. Noch unregelmäßige und störanfällige Anfangswehen sind die Folge dieser ersten Stufe des Oxytocins.

Um in die **aktive Phase der Geburt** überzugehen, die durch regelmäßige, muttermundswirksame Wehen gekennzeichnet ist, braucht es einen weiteren rhythmischen Reiz, damit eine stetige und zunehmende Produktion von Oxytocin angeregt wird. **Dieser Reiz ist der intermittierende Schmerz.**

Die **Wehe** versetzt die Frau in eine akute Stresssituation, auf die der Körper mit einer kurzfristig hohen Ausschüttung von Stresshormonen (Katecholamine) reagiert. Da diese Ausschüttung beim natürlichen Geburtsverlauf nicht dauerhaft hoch ist, sondern stoßweise erfolgt, provoziert sie – als paradoxe Reaktion – eine **erhöhte Oxytocin-Produktion** und gleichzeitig die **Bildung von Endorphinen**. Aus den Zellen werden Energie und Fettsäuren freigesetzt, die Vorstufen des Prostaglandins sind. So wird die Wehentätigkeit schrittweise gesteigert und gleichzeitig die Schmerztoleranz erhöht.

Wenn die **Katecholamine** dagegen **pausenlos ausgeschüttet** werden, z. B. bei chronischem Stress oder durch einen Wehentropf, wird die körpereigene Produktion von Oxytocin gehemmt. Dadurch verzögert sich die Geburt bzw. die Latenzphase dauert länger, ohne in die aktive Geburtsarbeit überzugehen.

Bei vielen Geburtsverläufen, die bei 3 cm Muttermundseröffnung ins Stocken geraten, beobachten wir, dass die Frau sich in einer pausenlosen Anspannung befindet und gleichzeitig Symptome eines überstimulierten Sympathikus zeigt.

Das parasympathische System zu stimulieren und damit der Frau zu helfen, in ihren eigenen Rhythmus zu finden, ist in dieser Situation entscheidend.

Für die Arbeit der Hebamme bedeutet das, dass den **Wehenpausen** große Bedeutung zugemessen werden sollte. Durch eine vollständige Entspannung zwischen den Wehen kann sich wieder eine Situation tiefer Ruhe, frei von Stress und Angst einstellen. Durch diese Stimulation des parasympathischen Systems wird dem Körper der Frau die Möglichkeit gegeben, bei der nächsten Wehe erneut stoßweise Katecholamine auszuschütten und damit auch wieder Oxytocin zu produzieren.

> **Tipp** Wenn also chronischer Stress/Anspannung herrscht, ist es notwendig, die Wehen zuerst zu bremsen, in dem der Parasympathikus stimuliert wird. Erst wenn ein Zustand tiefer Entspannung hergestellt ist, können die Wehen wieder spontan mit ihrem physiologischen Rhythmus einsetzen.
> Ein gutes Hilfsmittel ist hierbei die Polaritätsbehandlung (s. S. 89), sowie alle Massagen und Entspannungstechniken, Singen, Visualisierungen usw.

Die **harmonische Zusammenarbeit der beiden Teile des vegetativen Nervensystems** ist bei der Geburt auch deshalb so wichtig, weil der Sympathikus für die Gebärmutterkontraktion verantwortlich ist (Kraft) und der Parasympathikus für die Dehnung des unteren Uterinsegments und des Muttermundes (Eröffnung). Arbeiten beide Systeme nicht im Einklang, so beobachten wir häufig spastische, ineffektive Wehen, Dystokien zwischen Uterus und Cervix oder bei erhöhter Vagotonie auch eine Uterushypotonie mit einer so genannten passiven Eröffnung, die aber für die Geburt nicht ausreichend ist.

Das harmonische Wechselspiel zwischen den beiden Systemen wird wiederum begünstigt durch den **Rhythmus** von Wehenschmerz und absoluter Entspannung in der Wehenpause. Die Hebamme kann sehr viel zu dieser Harmonie beitragen, indem sie der Frau während des Wehenschmerzes unterstützend beisteht und ihr hilft, ihre **körpereigenen Schmerzmittel** zu entdecken. Sie kann der Gebärenden helfen, sich schnell und tief zu entspannen, sobald die Wehe nachlässt, und damit den Geburtsschmerz auf sein erträgliches physiologisches Minimum zu reduzieren.

Ein weiterer wichtiger Aspekt des Schmerzes als endokrinem Stimulator betrifft die **Produktion von Endorphinen**.

> Die Aufgabe der Endorphine besteht nicht ausschließlich in der Verringerung der Schmerzwahrnehmung. In der fortgeschrittenen Eröffnungsphase fördern sie auch eine Veränderung des Bewusstseins, eine Art Trance oder spontane Hypnose.

Dieser Zustand hemmt die Rationalität der Großhirnrinde und unterstützt die Funktionen des Gehirns, die für den Geburtsfortschritt nützlich sind (Kleinhirn, Parasympathikus). Weiterhin ermöglicht er der Frau die völlige Selbstaufgabe, die sie zur kompletten Öffnung ihrer selbst führt und ihr hilft, sich von ihrem Kind zu trennen und es mit Freude anzunehmen.

> Im **Augenblick der Geburt des Kindes**, wenn die Schmerzen schlagartig aufhören, finden sich im Körper der Frau ungeheure Mengen von Endorphinen, die Gefühle von großer Zufriedenheit über die eigene Leistung, Ekstase und Euphorie mit sich bringen. Mit diesen Gefühlen tritt die Frau ihrem Kind gegenüber und beginnt ihre Erfahrung als Mutter.

Den Endorphinen wird auch die Qualität der Abhängigkeit und Bindung zugeschrieben. **Bindung** ist die wichtigste Grundlage für das Leben und Gedeihen eines Kindes. In diesem Sinne bereitet eine natürlich verlaufende Geburt den Nährboden für das Kind.

Der Schmerz als Führer durch die Geburt, als Beschützer von Mutter und Kind

Es ist die physiologische Aufgabe des Schmerzes, den Körper vor Schaden zu bewahren, in dem er im Falle eines Angriffs ein Alarmsignal darstellt und damit dem Angegriffenen hilft, **schnell und angemessen zu handeln** und sich damit der Gefahr zu entziehen (z. B. den verbrannten Finger aus dem Feuer ziehen). **Schmerz macht also aktiv!**

Die Öffnung der normalerweise geschlossenen und den Körper schützenden Gewebe (Gebärmutterhals/Beckenboden) und der starke Druck auf die Gelenke und Nerven im Ileosakralbereich, der vom Kind beim Tiefertreten ausgeübt wird, sind nicht ungefährlich – weder für die Mutter noch für das Kind. Der Schmerz stellt also einen wertvollen Führer dar, indem er die **Gefahren anzeigt** und die Mutter in die Lage versetzt, den Zustand durch Handeln zu verändern.

Die unumgängliche physiologische Reaktion auf Schmerz ist **Bewegung**. Wenn die Frau nicht die Möglichkeit hat, sich spontan und ungehindert zu bewegen, wird die Schmerzerfahrung zum Martyrium und ist nicht zu rechtfertigen.

Die **Freiheit, sich zu bewegen**, erlaubt es der Gebärenden, instinktiv die Positionen einzunehmen, die den Schmerz erträglicher machen. Das sind diejenigen Haltungen, die den geringsten Widerstand und Druck auf den kindlichen Kopf ausüben.

Indem die Mutter sich damit selbst vor Schäden am Becken, am Muttermund und am Beckenboden schützt, bewahrt sie auch ihr **Kind** vor Fehleinstellungen und übermäßigem Druck auf seinen Kopf. Sie verringert damit den fötalen Stress und das Risiko eines Sauerstoffmangels (Asphyxie). Der Schmerz stimuliert die Ausschüttung von Endorphinen. Diese finden sich in hoher Konzentration im Fruchtwasser, um auch das Kind vor Schmerz und Trauma zu schützen.

Oft können Frauen unter der Geburt nur ganz bestimmte Positionen ertragen, manchmal genau jene, die ihnen im Vorbereitungskurs oder sonst in der Schwangerschaft am wenigsten geeignet schienen – aber der Geburtsschmerz ist sehr eindeutig in seinen Anweisungen.

Der Schmerz führt durch den Geburtsverlauf, er zeigt der Frau den Weg und das passende Verhalten und hilft ihr durch die körperlichen Empfindungen bei der Orientierung, an welchem Punkt der Geburt sie sich gerade befindet.

Der Schmerz als Regulator beim Tiefertreten des Kopfes und als Ausdruck der Trennung vom Kind

Diese Funktion betrifft offensichtlich sowohl die körperliche als auch die psychische Ebene.

Eines der während der Geburt am intensivsten erlebten Gefühle ist die Notwendigkeit, das Kind loszulassen – die **Trennung vom Kind**, das gleichzeitig Teil der Frau ist und doch auch eine eigenständige Person, das in ihrer Vorstellung und Fantasie lebt und gleichzeitig auch in der Realität.

Die Art und Weise, wie die Gebärende diese Trennungserfahrung erlebt, bestimmt auch die Art und Weise und die Dauer, die das Kind braucht, um seinen Weg durchs Becken zu finden.

Die Trennung von einem Teil unserer Selbst oder von jemandem, der uns sehr nahe steht, ist immer schmerzhaft, schwierig und oft unfreiwillig. Bei der Geburt ist sie **gleichzeitig ersehnt und gefürchtet**. Das neu geborene Kind kann der Frau fremd sein und ein wenig Angst machen oder vertraut sein und freudig angenommen werden.

Der **Schmerz** hat zum einen die Funktion, die Frau ohne Ausweg in Richtung Trennung zu bewegen, eine Richtung, in die sie sich vielleicht freiwillig niemals bewegen würde. Er macht ihr deutlich, dass die Geburt unausweichlich und notwendig ist und **konzentriert alle Aufmerksamkeit** der Frau auf diesen Prozess, lässt ihr keinen Fluchtweg offen, außer dem, die Aufgabe in Angriff zu nehmen. Gleichzeitig ist der Schmerz selbst Ausdruck und **Ventil für das emotionale Leiden**, das die Trennung auslöst.

Der Schmerz bestimmt das Tempo, und **Zeit** ist bei Trennungsprozessen ein wichtiger Faktor und individuell sehr verschieden. Je größer die Intensität der Wehen, desto schneller vollzieht sich die Trennung. Reduziert man die Schmerzintensität durch die Gabe von Medikamenten, so wird die Trennung weniger dringend und kann länger dauern.

> *Tipp* Auch hier kann die Hebamme eine wichtige Aufgabe übernehmen, um diesen Prozess zu erleichtern. Das Loslassen des Kindes wird einfacher, wenn bereits während der Schwangerschaft eine gute Bindung zwischen Mutter und Kind aufgebaut wurde. Die Hebamme kann den inneren Dialog zwischen den beiden fördern und damit das Kind mehr in den Mittelpunkt stellen, so dass es der Mutter vertrauter wird, weniger fremd und nicht nur in ihrer Vorstellung existent.

> Je besser die Kommunikation zwischen Mutter und Kind funktioniert, desto fließender gestaltet sich die Trennung, desto schneller verläuft die Geburt und desto geringer wird der Schmerz empfunden.

Die Risiken einer erzwungenen Bewegungseinschränkung während der Geburtsarbeit

Noch immer werden die Positionen während den Wehen und auch bei der Geburt selbst häufig von der Krankenhausroutine mitbestimmt. Dies gilt für normalverlaufende Spontangeburten genauso wie für Geburten mit medizinisch-technologischer Unterstützung.

Während der **Eröffnungsphase** ist die Möglichkeit zur uneingeschränkten Bewegung vielleicht noch am ehesten gegeben, sie wird aber auch hier oft durch die „Notwendigkeit" der kontinuierlichen CTG-Überwachung eingeschränkt (was bei normal verlaufenden Geburten unnötig ist, da eine sporadische Kontrolle der kindlichen Herztöne ausreicht). Während der **Austreibungsphase** ist die Rückenlage auch in Deutschland noch in vielen Fällen obligatorisch (oftmals getarnt als „halbsitzende" Position auf dem Gebärbett). Diese Einschränkung birgt zahlreiche Risiken für Mutter und Kind.

Die Risiken der Rückenlage für die Mutter:

- schmerzhaftere und weniger wirksame Wehen, da die Gebärmutter sich nicht in einer Achse mit dem Geburtskanal befindet
- geringere Entspannung in den Wehenpausen, da das untere Uterinsegment angespannt bleibt
- verlängerter Höhepunkt bei den Wehen und deshalb größerer Druck auf das Gewebe und dadurch verstärkter Schmerz
- erhöhtes Verletzungsrisiko am Muttermund
- extremer Druck auf die Ileosakralgelenke und auf das Steißbein mit möglicherweise lang anhaltenden Schmerzen durch Luxation oder Bruch des Steißbeines
- häufigere Gabe von Oxytocin und anderen Medikamenten
- erhöhter Druck auf die großen Blutgefäße (Vena-cava-Kompressions-Syndrom), dadurch schlechtere Plazentadurchblutung und verringerter Blutrückfluss zum Herzen. Dadurch Blutdruckabfall und kompensatorische Hypertonie
- fehlende Möglichkeit, die Presswehen spontan wahrzunehmen und ihnen nachzugeben, dadurch extremer Kraftaufwand, rasche Erschöpfung und oftmals Notwendigkeit des Kristeller-Handgriffs zur Beendigung der Geburt.
- die Risiken des Kristeller-Handgriffs für die Mutter sind: Gebärmuttervorfall, Rippenbrüche, zu starker Druck nach oben, insbesondere auf Netzhaut und Augen (geplatzte Äderchen), Zervix-, Scheiden- oder Dammrisse, vorzeitige Plazentalösung, Uterusruptur
- Dammrisse und häufigere Rechtfertigung für einen Dammschnitt (da der Druck auf den Damm deutlich größer ist als in aufrechten Gebärhaltungen) mit dem Risiko von Infektionen, Blutergüssen und anderen Spätfolgen, erschwertem Bonding (da die Naht in der Zeit nach der Geburt versorgt wird, in der die Kontaktaufnahme zwischen Mutter und Kind stattfinden sollte), Stillschwierigkeiten
- vermehrte geburtshilfliche Eingriffe, erhöhte Wahrscheinlichkeit einer vaginal-operativen Geburtsbeendigung (Saugglocke, Zange) oder eines Kaiserschnitts

---

Die Risiken der Rückenlage für das Kind:

- verlängerter Sauerstoffmangel durch verlängerte Wehenspitzen
- verminderte Sauerstoffzufuhr in den Wehenpausen durch mangelnde Entspannung der Mutter
- erhöhter Druck auf den Kopf (Kinder, die von Müttern in Rückenlage geboren werden, leiden im ersten Lebensjahr dreimal häufiger unter Krämpfen als Kinder, deren Mütter ihre Geburtspositionen frei wählen konnten (Moyses Paciornik, 1982)
- erhöhte Wahrscheinlichkeit von variablen Dezelerationen und grünem Fruchtwasser (doppelt so oft wie bei Frauen, die in Bewegung sind – Moyses Paciornik, 1982) und dadurch erhöhte Gefahr eines Kaiserschnittes
- häufigere Fehleinstellungen des kindlichen Kopfes und dadurch u. U. schwierigere Geburt
- schlechtere Sauerstoffversorgung in der Austreibungsphase durch forciertes Pressen (Luftanhalten der Mutter), durch Vena-cava-Syndrom oder den Kristellerhandgriff
- extremer Druck auf den kindlichen Kopf in der Austreibungsperiode
- erhöhte Wahrscheinlichkeit von Nabelschnurumschlingungen
- häufigere Notwendigkeit zur Reanimation des Kindes nach der Geburt
- und dadurch Trennung von der Mutter mit verspätetem erstem Stillen und Bonding

---

Der Zusammenhang zwischen Schmerz und Sexualität bei der Geburt

Der Schmerz als Stimulus der sexuellen Energie

Nach Wilhelm Reich (1942) ist die **Fähigkeit zum Orgasmus** „die Fähigkeit, sich hemmungslos dem Fluss der biologischen Energie hinzugeben und die angestaute sexuelle Spannung mit Hilfe rhythmischer unwillkürlicher Kontraktionen zu entladen."

Übertragen auf das Erlebnis der **Geburt** könnte man sagen:

Die Fähigkeit zu gebären ist die Fähigkeit, sich hemmungslos und ohne Widerstände dem Fluss der biologischen Energie hinzugeben und die angesammelte Spannung durch austreibende, rhythmische, unwillkürliche Kontraktionen zu entladen.

> Die große Kraft der Geburt – wenig bekannt, wenig verstanden, aber sehr gefürchtet –

> besteht darin, dass Gebären für die Frau ein kraftvoller Ausdruck ihrer typisch weiblichen und vom Mann unabhängigen Sexualität ist.

Sie kann diese auch, wenn sie möchte, mit ihrem Partner als gemeinsames Erlebnis teilen. Eine Frau, die mit der ihr eigenen sexuellen Kraft ihr Kind bekommt, wird sich nach der Geburt intensiver als Frau fühlen. In jeder Hinsicht gestärkt, aber insbesondere in ihrer „Fähigkeit zum Orgasmus" im Sinne von Wilhelm Reich.

> Der Vermittler dieser orgasmusähnlichen Erfahrung während der Geburt ist nicht das Wohlgefühl, sondern der rhythmische Schmerz.

Durch seine sich ständig steigernden Reize erhöht sich die Spannung im Körper der Frau, insbesondere im Genitalbereich. Durch die vermehrte Endorphinausschüttung erhöht sich die Fähigkeit, „sich dem Fluss der biologischen Energie zu überlassen", vertieft sich die Entspannung, das Sich-gehen-lassen und verändert sich der Bewusstseinszustand.

Wenn die Spannung des Schmerzes ein bestimmtes Niveau erreicht hat, bereitet sich die Frau in den Wehenpausen auf die Entladung durch **„unwillkürliche rhythmische Kontraktionen"** vor: zunächst mit dem ganzen Körper (Schauern, Frösteln), dann mit den Muskeln des Beckenbodens (unwillkürlicher Pressdrang). Der Druck des kindlichen Kopfes in der Scheide ist dann der letzte Reiz, der den Beginn der Entladung der „angesammelten Spannung durch unwillkürliche Kontraktionen" des Beckenbodens auslöst, mit langem Ausatmen bis zur Geburt des Kindes.

Danach fließt die in den Genitalien konzentrierte Energie zurück in den ganzen Körper, was als **Rückkehr der Kräfte, Befriedigung und Wohlgefühl** empfunden wird. Diese Empfindungen drücken sich auch aus in Form von Zärtlichkeit und Dankbarkeit während der Phase des Bondings in den ersten Stunden nach der Geburt.

Eine Frau, die unter Schmerzen und demzufolge mit der Kraft ihrer sexuellen Energie ihr Kind gebären und annehmen kann, die ihre Spannung bei der Geburt entladen kann und ihre gesamte Energie nach der Geburt wieder zurückgewinnt, kennt danach weder Zittern noch Schüttelfrost, sondern fühlt sich **zufrieden und voller Zärtlichkeit**.

Versteht man die Geburt unter diesem Aspekt, dann hat die **Gegenwart des Partners** natürlich einen anderen Stellenwert als den des „geduldeten Zuschauers". Und das im Verlauf der Geburt immer stärker werdende Bedürfnis der Gebärenden und des Paares nach Intimität wird vergleichbar dem Bedürfnis nach einem ungestörten Liebesspiel.

> Genauso wenig wie Anweisungen zur Art des Atmens, des Sich-Bewegens, der Haltung von Augen und Mund kurz vor dem Orgasmus demselben dienlich wären, verhält es sich auch in der Austreibungsphase, in der die Geburt des Kindes durch solcherlei Einmischungen nur gehemmt wird.

Faktoren, die den Geburtsschmerz verstärken

- Anspannung der peripheren Bereiche (Muskeln, Bänder)
- Narben oder Reizungen am Muttermund
- Spannungen im unteren Uterinsegment
- Hypertonie des Gebärmuttermuskels (durch synthetische Wehenmittel oder erhöhten Muskelwiderstand)
- niedrige Schmerzschwelle
- Verwachsungen im Gebärmutter- und Eierstockbereich
- fehlende Bewegungsfreiheit
- unnatürliche und unphysiologische Körperhaltungen (z. B. Steinschnittlage, ausgestreckt, Becken extrem ins Hohlkreuz geneigt
- Anspannung und Angst
- negative Erwartungshaltung gegenüber dem Geburtsschmerz

- negative eigene Schmerzerfahrungen und negative Berichte von anderen
- fehlender Kontakt zum Kind während der Schwangerschaft
- eine großhirnrindenstimulierende (helles Licht, offene Türen) und fremde Umgebung
- Eingriffe ohne Einverständnis der Frau
- Passivität und fehlende Eigenverantwortlichkeit
- fehlende menschliche Unterstützung
- fehlende Erholung in den Wehenpausen
- Medikalisierung der Geburt durch Wehentropf, Öffnen der Fruchtblase, manuelles Aufdehnen des Muttermundes, verbales Anfeuern, Nicht-Akzeptanz des persönlichen Zeitbedarfs, Dammschnitt, etc.
- Trennung von Mutter und Kind zu früh nach der Geburt

Faktoren, die den Geburtsschmerz reduzieren

- bewegliches Becken
- gute Beckenbodenelastizität mit der Fähigkeit zur An- und Entspannung
- weicher, verkürzter und gegen Ende der Schwangerschaft zentrierter Gebärmutterhals
- normaler Gebärmuttertonus
- höhere Schmerzschwelle
- Bewegungsfreiheit
- freie Verhaltensmöglichkeit (Instinkte) und ungehinderter Ausdruck der Stimme
- physiologische Körperhaltungen mit nach vorne gekipptem freiem Becken
- Respektieren des individuellen Rhythmus
- Vertrauen, Akzeptieren des Geburtsschmerzes, seinen Sinn verstehen
- Motivation und realistische Erwartungshaltung gegenüber dem Schmerz
- beruhigende, intime Umgebung
- Unterstützung durch den Partner oder andere nahestehende Personen
- guter Mutter-Kind-Kontakt bereits während der Schwangerschaft
- abwartende, schützende und respektvolle Geburtsleitung
- professionelle und einfühlsame Unterstützung durch die Hebamme
- warmes Bad
- tiefe Entspannung in den Wehenpausen
- unforcierte Austreibungsphase mit spontanen, unwillkürlichen Presswehen
- unverletzter Damm
- ungestörtes Bonding, keine Trennung von Mutter und Kind vor allem in den ersten Stunden nach der Geburt

Die umfassende psychische, emotionale und spirituelle Bedeutung des Schmerzes im Geburtsverlauf

Der Schmerz als Bestandteil des persönlichen Entwicklungsprozesses

Jedes Kind, das geboren wird, ermöglicht seiner Mutter eine neue Erfahrung. Jede Geburt ist anders und einzigartig und birgt damit auch ein ganz spezielles Potenzial zur persönlichen Weiterentwicklung für die Frau in sich.

Die **erste Geburt** hat aber eine stärkere Bedeutung als die nachfolgenden Geburten, weil mit ihr etwas völlig Unbekanntes auf die Frau zukommt, das ihren Status verändert. Danach ist sie nicht mehr in erster Linie Tochter ihrer Mutter, sondern selbst Mutter eines Kindes.

Das energetische Potenzial zu einer tiefen inneren Veränderung liegt in dem einzigartigen biologischen Zustand, in dem sich die gebärende Frau befindet, begründet. In keinem anderen Moment ihres Lebens produziert sie so **große Mengen von Hormonen**. Die Hormone stimulieren den Hypothalamus stark und haben zudem die Aufgabe von Neurotransmittern. Deshalb haben sie auch eine **stark anregende Wirkung auf Gefühle und Instinkte** und informieren alle Zellen über das, was geschieht. Wie bereits erläutert, bewirken die Hormone der Geburt einen tranceartigen Zustand bzw. eine Veränderung des Bewusstseins (Alpha- und Teta-Wellen). Je langsamer diese Gehirnwellen sind, desto größer ist die Fähigkeit zur Einheit, Integration und zum spirituellen Verständnis. Allein durch den Zustand der Schwangerschaft sind die Gehirnwellen verlangsamt; gefördert wird dies weiterhin durch Atmung, Entspannung, Meditation und Kontemplation, Massage, Endorphine. Das Baby hat ausschließlich Teta-Wellen, Alphawellen folgen später.

Die gebärende Frau kann direkt mit ihrem Kind und den Kräften des Universums in Verbindung stehen, wenn sie ihr Bewusstsein mit der biologischen Erfahrung verbindet.

In diesem Sinne kann die Geburt einen starken **spirituellen Charakter** haben, der die eigene Weltsicht erweitert.

Ein anderer Gesichtspunkt der persönlichen Weiterentwicklung besteht in der **Auseinandersetzung mit einer Kraft, die über die eigenen Grenzen hinausgeht.** Einem unbekannten Schmerz gegenüberzustehen löst Angst und Furcht aus. Sich mit ihm stundenlang auseinander setzen zu müssen, stellt die individuelle Kraft auf die Probe. Man kann also behaupten, dass der Schmerz eine wirklich **existenzielle Krise** auslöst, die alle emotionalen Ressourcen der Frau mobilisiert, alte „Feuer" (alte Wunden, Verletzungen, vergangenen Schmerz) aus dem Unterbewusstsein hervorbringt und die Frau an ihre äußersten Grenzen bringt.

Wenn die Frau dann das Gefühl hat, all ihre Möglichkeiten ausgeschöpft zu haben, dann ist der Moment der Kapitulation gekommen („ich schaffe das nicht mehr!"), der die **totale Hingabe** bedeutet und es der Frau erlaubt, mit den starken Energien ihres aktiven Körpers zu fließen. Diese Hingabe bedeutet das Überschreiten der eigenen Grenzen, die Verwandlung. Sie bringt den Geburtsprozess voran, bringt das Kind und steigert die persönliche Kraft der Frau.

> Dieser Zuwachs an persönlicher Stärke durch eine Grenzerfahrung bedeutet (auch bei schwierigen Geburten) den nötigen Reifeprozess und gibt die nötige Kraft, um ein Kind gut zu versorgen und erziehen zu können.

Der Einfluss der Wehen auf das zu gebärende Kind

Leidet das Kind während seiner Geburt?

Eine der markantesten Fähigkeiten von Neugeborenen ist ihre **Gesichtsmimik** und die Fähigkeit, durch diesen Ausdruck zu kommunizieren. Es genügt, sie zu beobachten, wenn sie aus der mütterlichen Vulva schlüpfen, um zu verstehen, was sie erlebt haben. Manche werden mit deutlichen Anzeichen von körperlichem Unbehagen oder Distress geboren, andere nicht. Wovon hängt das ab?

Die Geburt ist ein Ereignis, das stark von der Qualität der **Kommunikation zwischen Mutter und Kind** bestimmt wird. Die funktionelle Harmonie zwischen dynamischen und mechanischen Faktoren hängt direkt von diesem Kontakt ab (so z. B. die Fähigkeit des kindlichen Kopfes, sich den Beckenräumen anzupassen, und die gleichzeitige Öffnung des Muttermundes).

Je besser die Kommunikation und das Bewusstsein zwischen Mutter und Kind fließen, desto natürlicher und instinktiver verläuft die Geburt.

Je weniger traumatisierende Eingriffe wie künstliches Öffnen der Fruchtblase, Gabe von synthetischem Oxytocin, manuelle Muttermundsdehnung, Kristellerhandgriff und andere Eingriffe zur Beschleunigung der Geburt stattfinden, desto weniger leidet das Kind.

Wenn der Kontakt zwischen Mutter und Kind schwierig ist, geschieht es leicht, dass die Widerstände wachsen und die Geburt zu einem Kampf wird zwischen dem Menschen, der geboren werden will, und der Frau, die nicht „sterben" möchte. Oder aber das Kind beteiligt sich zu wenig an der Geburt, zieht sich zurück und es werden äußere Eingriffe nötig. In beiden Fällen erhöht sich das Leiden.

> Wird der Geburtsschmerz auf sein physiologisches Minimum reduziert, so ist er sowohl für die Mutter als auch für das Kind erträglich. Das Kind ist durch die hohe Konzentration von Endorphinen im Fruchtwasser gut geschützt. Diese sind allerdings nur dann ausreichend vorhanden, wenn die Mutter sie selbst produziert, in dem sie den Schmerz erlebt.
>
> Mit anderen Worten: **der Schmerz der Mutter schützt das Kind vor Schmerz.**

Die Wehen sind für das Kind wichtig, weil es durch den dadurch ausgeübten Druck auf seinen Kopf im Geburtskanal **fetales Adrenalin** produziert, ein Hormon, das für die Anpassung an das Leben außerhalb der Gebärmutter und als Schutz vor kindlicher Asphyxie unentbehrlich ist. Trotzdem kann der Druck auf den Kopf, wenn er übermäßig ist, dem Kind während und nach der Geburt Schmerzen bereiten.

Der Rhythmus zwischen Wehen und Pausen bereitet das Kind auf die **Atmung** vor, die denselben Ablauf hat und auf die Gegensätze, auf denen alles menschliche Erleben beruht.

Die Wehen der Geburt machen das Kind durch die Produktion von Adrenalin stark und kämpferisch, um das Leben in Angriff zu nehmen.

Wenn dieser Rhythmus fehlt, entweder weil die Frau sich in den Pausen nicht vollständig entspannen kann oder weil sie große Angst hat und immer in Anspannung bleibt, dann leidet das Kind wahrscheinlich mehr. Es steigt die Gefahr einer kindlichen Asphyxie, die Katecholamine steigen an, die Endorphine nehmen ab.

Bei einer natürlichen, von Instinkten geleiteten und fließenden Geburt leidet das Kind vermutlich nicht, bei einer schwierigen, hindernisreichen Geburt teilt das Kind dagegen das Leiden der Mutter.

3   Medikamentöse Schmerzbekämpfung

„Die schmerzhemmende Substanz muss unschädlich für Mutter und Kind sein, sie soll den Geburtsschmerz beseitigen oder verringern, soll weder die Wehen hemmen noch die Aktivität der Hilfsmuskulatur in der Austreibungsphase behindern. Auch nach der Geburt soll sie nicht das Zusammenziehen der Gebärmutter verhindern.

Zu diesen unerlässlichen Bedingungen kommt noch hinzu, dass das Schmerzmittel die Gebärende stets bei vollem Bewusstsein lassen sollte, damit sie die Freude des Mutterwerdens uneingeschränkt erleben kann.“

G. Pescetto (1974)

Kein medikamentöses Schmerzmittel ist vollkommen frei von Risiken für das Kind und von Nebenwirkungen für die Mutter.

Die **Risiken** bestehen teils in der Technik der Anwendung, teils in der chemischen Wirkung der angewandten Arzneimittel, teils im Stören des normalen Geburtsmechanismus. Die **unerwünschten Nebenwirkungen** können sich gleich nach der Verabreichung oder auch noch viel später zeigen, von kurzer oder langfristiger Dauer, schwer nachweisbar oder offensichtlich sein.

Jedes zur Schmerzbekämpfung eingesetzte Medikament erreicht innerhalb von wenigen Sekunden auch das Kind. Selbst wenn die schädlichen Wirkungen eines Schmerzmittels nicht nachgewiesen werden können, so können sie doch auch nicht vollständig ausgeschlossen werden. Nicht alle Schäden können durch die doch eher groben Bewertungen direkt nach der Geburt (Apgar-Test, Blutgasanalyse) erfasst werden. Die Langzeitwirkungen sind noch kaum erforscht. Manche Risiken konnten dank der mittlerweile niedrigeren Dosierungen der Schmerzmittel zwar deutlich reduziert, aber doch nicht ausgeschaltet werden.

Es gibt eindeutige Zusammenhänge zwischen einer medikamentösen Schmerzbekämpfung und **langfristigen Schäden am zentralen Nervensystem**. Von Brackbill und anderen wurden bei Neugeborenen, deren Mütter unter der Geburt Schmerzmittel erhalten hatten, folgende Beobachtungen gemacht: verzögerte oder veränderte sensorische und motorische Reaktionen, verringerte Fähigkeit, afferente Reize zu verarbeiten und angemessen auf sie zu reagieren, Störungen des Such- und Saugreflexes und damit auch der Nahrungsaufnahme, leichtere Irritation und Erregbarkeit, geringere Stresstoleranz, verminderte neurovegetative Stabilität, Atemdepression, veränderter Muskeltonus, verstärkte Neugeborenen-Gelbsucht, bläuliche Verfärbung der Haut, gestörter Schlafrhythmus, Zittern. Je mehr Schmerzmittel die Mütter erhalten, desto häufiger traten diese Effekte auf. (MIDIRS Database)

Die **Wirkung** von Schmerzmitteln **auf den Geburtsverlauf** äußert sich fast immer im Nachlassen der Wehentätigkeit mit nachfolgender Notwendigkeit eines Wehentropfes. Die Gebärende verliert die Kontrolle und kann nicht mehr bewusst mitarbeiten, der Schmerz wird jedoch oft nur geringfügig gelindert. Der erste Kontakt zwischen Mutter und Kind nach der Geburt ist oft gestört, da beide noch müde und benommen sind. Beziehungsschwierigkeiten und Stillprobleme sind oft die Folge.

Die Epidural- oder Peridualanästhesie (PDA)

Sie ist die am weitesten verbreitetste und wirksamste Methode, aber auch die invasivste. Sie kann in höherer Dosierung und gemischt mit Opiaten zur Teil-Narkose bei einem Kaiserschnitt angewandt werden, in niederer Dosierung zur Schmerzreduzierung bei normalen oder langdauernden Geburten. In beiden Fällen wird das Medikament (z. B. Ropivacain und Sufentanil) mit Hilfe eines Katheters in den Periduralraum in Höhe des 3. oder 4. Lendenwirbels eingespritzt. Es kann entweder kontinuierlich verabreicht oder je nach Bedarf von der Frau selbst geregelt werden.

Die **Erforschung der Methode** ist unzureichend und unvollständig, auch wenn die Sicherheit der Technik nachgewiesen wurde. Kontrollierte Studien zum Ausgang von Geburten mit PDA sowie über mögliche Langzeitfolgen für Mutter und Kind basieren nur auf einer geringen Anzahl von Frauen. Viele Studien beschäftigen sich lediglich mit den verschiedenen Kombinationsmöglichkeiten und Dosierungen der eingesetzten Medikamente (MIDIRS-Database).

Wirksamkeit

Der Großteil der in den wenigen verfügbaren Studien befragten Frauen, ca. 93 %, empfanden die schmerzlindernde Wirkung als sehr gut (Sepkoski, Lester, zitiert nach MIDIRS).

- 6–8 % beurteilten die PDA als wenig wirksam.
- 88 % der Frauen, die eine PDA erhalten haben, würden diese auch bei einer folgenden Geburt wieder verlangen (Chamberlain zitiert nach MIDIRS).

Komplikationen durch die Anwendungstechnik

Eine nicht korrekt gelegte PDA kann zur teilweisen oder kompletten Lähmung führen, lang andauernde Sensibilitätsstörungen nach sich ziehen oder nur teilweise wirksam sein. Weiterhin besteht die Möglichkeit von neurologischen Komplikationen, Infektionen, periduralen oder subarachnoidalen Blutungen, Liquorverlust mit nachfolgender schwerer Migräne und Hypotonie.

Nebenwirkungen und Auswirkungen auf die Dynamik und den Ausgang der Geburt

- Die Notwendigkeit zum Einsatz von **Wehenmitteln** ist bei PDA-Geburten dreimal höher als bei normalen Geburten (Johnson Rosenfelt, zitiert nach MIDIRS). Durch den fehlenden Schmerz fehlt auch der paradoxe Oxytocin-Reiz, also werden die Wehen schwächer und unregelmäßig. Die Gebärmutteraktivität ist vermindert. Während man die Wehen mit synthetischem Oxitocin zwar wieder anregen kann, hat man auf die verzögerte Öffnung des Muttermundes keinen Einfluss.
- Durch den verminderten Muskeltonus der Gebärmutter kommt es **vermehrt** zu **Einstellungs- und Lageanomalien** des Kindes, außerdem ist die Austreibungsphase verlängert (mit den bereits genannten Risiken für Mutter und Kind).
- Die Geburtsbeendigung mit **Saugglocke, Zange und Episiotomie** ist dreimal häufiger als bei normalen Geburten (Howell, zitiert nach MIDIRS).
- Wenn die PDA gut dosiert und zur Austreibungsphase verringert wird, gibt es zwar weniger vaginal-operative Geburtsbeendigungen, aber der Schmerz ist für viele Frauen nicht auszuhalten, weil sie sich nicht langsam an ihn gewöhnen konnten und weil keine Endorphine produziert worden sind. Dieser **Schmerz** ist mit Sicherheit viel **größer** als es physiologischerweise der Fall wäre (Owen, zitiert nach MIDIRS).
- Wenn die Frau bei vollständig geöffnetem Muttermund zum Pressen angeleitet wird, ohne selbst den Drang dazu zu verspüren (was bei einer Geburt in PDA häufig der Fall ist), braucht man in vielen Fällen die **Ge-**

burtszange, um die Drehung des kindlichen Kopfes zu unterstützen. Nach einer Untersuchung von Nikodem (zitiert nach MIDIRS) scheint es keine schädlichen Auswirkungen auf das Kind zu haben, wenn das Pressen bis zum Einschneiden des Kopfes hinausgezögert wird.

- Die **Bewegungsfähigkeit der Frau** ist oft eingeschränkt und kann den Verlust anderer Körperwahrnehmungen mit sich bringen. Das fehlende Gefühl für den Harndrang z. B. kann das Legen eines Katheters nötig machen.
- Blutdruckabfall und steigende mütterliche Körpertemperatur mit daraus folgender kindlicher Tachykardie sind häufige Begleiterscheinungen der PDA.
- **Lebensbedrohliche Komplikationen** kommen in 1 von 4000 Fällen vor (MIDIRS-Database). Der durch die PDA verursachte Tod der Mutter ist zwar extrem selten, aber nicht ausgeschlossen.
- Beim **Kind** hat die PDA offensichtlich keine Auswirkungen auf die Apgar-Werte und den pH-Wert im Blut. Detaillierte neurologische Untersuchungen haben negative Auswirkungen auf den Muskeltonus und das kindliche Verhalten gezeigt. Diese Auswirkungen sind geringer, je niedriger die Medikamente dosiert werden (Howell, zitiert nach MIDIRS).
- In einer randomisierten Studie zum kindlichen Verhalten 5 Jahre nach der Geburt konnten keine Unterschiede zwischen mit oder ohne PDA geborenen Kindern festgestellt werden (Bratteby, Short, zitiert nach MIDIRS).
- Wie ihre Mütter können auch die Kinder nach einer PDA leichte bis schwere **Kopfschmerzen** bekommen, die bis zu 10 Tage, in einigen Fällen sogar bis zu 6 Wochen dauern können (Stride, Cooper, zitiert nach MIDIRS).
- Schwere **neurologische Schäden** bei der Frau sind extrem selten, aber nicht ausgeschlossen. Bei 4–18 von 10 000 Frauen wurden eine ca. 3 Monate andauernde Schwäche und ein Sensibilitätsverlust festgestellt (Reynolds, Crawford, zitiert nach MIDIRS).

- Berichtet wird weiterhin von lang dauernden Schmerzen im Lendenwirbel- und Kreuzbeinbereich, ohne dass diese ausreichend untersucht worden sind.
- **PDA mit Bewegungsmöglichkeit:** Bei dieser Technik wird das Lokalanästhetikum sehr schwach dosiert und mit einem Opiat gemischt über einen Katheter appliziert. Die Frau kann weiterhin umhergehen und ist in ihrem Bewegungsgefühl wenig beeinträchtigt. Eine randomisierte Studie, die die „Standard-PDA" mit der niedriger dosierten und mit Opiaten gemischten PDA verglich, konnte keine Unterschiede im Geburtsmodus feststellen, aber eine erhöhte Rate von Blutdruckabfällen, Kopfschmerzen und Juckreiz in der „beweglichen" Gruppe (Collis, Davies, Aveling, zitiert nach MIDIRS). Die Frauen bevorzugen diese Methode, aber es fehlen noch weitere Untersuchungen über unerwünschte Nebenwirkungen (insbesondere was die Wirkung der Opiate betrifft).

Allgemeine Nebenwirkungen des Lokalanästhetikums

- Die allgemeinen Nebenwirkungen auf die **Mutter** sind: Erschlaffung des Myometriums, verringerter Muskeltonus, Blutdruckabfall, Herzrasen, Schwindel, Übelkeit, Atemnot.
- Beim **Kind**: Bradykardie, stärkere Azidose bei der Geburt, depressive Wirkung auf den Herzmuskel, Veränderungen bei der Entwicklung der Muskeln, der Sehfähigkeit und der Nerven.
- Bei Mutter und Kind kann das Lokalanästhetikum schädliche Wirkungen auf das **zentrale Nervensystem** haben.
- Natürlich hängt die Häufigkeit und Schwere dieser Nebenwirkungen von der **Dosierung des Narkosemittels** ab. Es ist jedoch falsch zu behaupten, sie wären bei einer niedrigen Dosierung gar nicht vorhanden. Das Lokalanästhetikum durchdringt die Plazenta-Schranke und wird deshalb immer auch vom Kind aufgenommen. Nebenwirkungen sind selten, aber nicht völlig ausgeschlossen.
- Die **Opiate** bergen abgesehen von den bereits bekannten und besprochenen Risiken

einen weiteren möglichen Langzeiteffekt für das Kind, auf den Michel Odent (1993) hinweist: In kritischen Phasen während der Pubertät können Kinder, deren Mütter während der Geburt Opiate erhalten haben, eine höhere Anfälligkeit für Rauschgifte aufweisen. Dieser Mechanismus ist an das Oxytocin gebunden, das die Ereignisse der eigenen Geburt im Unterbewusstsein speichert und sie in der Pubertät reaktiviert, wenn erneut Oxytocin produziert wird (Jacobson, 1988). Es wurde bis jetzt allerdings noch nicht erforscht, ob dieses Phänomen auch durch die Opiate der PDA auftritt. Sicher ist, dass sie über die Plazenta zum Kind gelangen.

Die kritischen Punkte der PDA

Da die PDA die wirksamste Methode der Schmerzbekämpfung ist, ist sie bei den Frauen sehr beliebt.

> Da es sich aber gleichzeitig auch um die invasivste Methode mit der höchsten Zahl von Komplikationen handelt, ist es wichtig, dass die Frau eine **informierte Wahl** treffen kann, **bevor** die Wehen beginnen oder zumindest gleich zu Beginn der Geburtsarbeit.

Die Frau muss ausführlich und ehrlich über das Für und Wider der PDA informiert werden, über die tatsächliche Verfügbarkeit zu jeder Tages- und Nachtzeit, über die Zeit, die von der Entscheidung bis zur Wirkung der Betäubung benötigt wird, sowie über mögliche Alternativen.

- Wenn die Frau nach einer PDA verlangt, findet sich nicht immer die **Infrastruktur** oder ein Arzt, der tatsächlich sofort verfügbar ist. Die Frau ist dann nicht motiviert, dem Geburtsschmerz aktiv zu begegnen, weil sie nicht darauf eingestellt ist.
- Oftmals weiß sie auch nicht, dass die Betäubung nicht gleich bei den ersten Wehen angewandt werden kann oder dass man sie zu Beginn der Austreibungsphase nach Möglichkeit ausklingen lässt, so dass die Gebä-

rende **in jedem Fall einen Teil der Geburtsarbeit aus eigener Kraft** durchstehen muss, und zwar ohne die Kompensationsmechanismen der Physiologie zur Verfügung zu haben.
- Um die Nebenwirkungen der PDA auf ein Minimum zu reduzieren und Störungen der physiologischen Geburtsmechanismen möglichst zu vermeiden, ist es erforderlich, sie so spät wie möglich zu legen und die Dosierung so gering zu wählen, dass die Schmerzwahrnehmung zwar reduziert, aber nicht komplett ausgeschaltet wird.
- Die **natürlichen Methoden der Schmerzlinderung**, auf die ich im nächsten Kapitel zu sprechen komme, bieten eine ähnliche Erleichterung ohne die Risiken der PDA.
- Durch die PDA erhöhen sich die **Kosten** im Gesundheitswesen. Zum einen direkt durch den Eingriff, zum anderen durch den daraus bedingten Anstieg operativer Geburtsbeendigungen und späterer Gesundheitsprobleme.
- Je stärker die Rate von Geburten mit PDA steigt, desto größer werden auch die damit verbundenen Probleme. Eine Gruppe von Hausärzten in England, wo 25 % der Frauen mit PDA gebären, hat bei der Regierung ein Forschungsprogramm über die bereits bekannten Nebenwirkungen der PDA eingefordert und hervorgehoben, dass sie eine **steigende Anzahl von Komplikationen** am Rückenmark mit unheilbaren Folgen und Behinderungen beobachten. Roger Godsiff ist der Ansicht, dass insbesondere die zur Geburtserleichterung angewandte Form der PDA einen Teufelskreis von Schäden am zentralen Nervensystem hervorruft (Beverly Beech, 2000).
- Bisher gibt es noch keinerlei Untersuchungen, die die medikamentöse Schmerzbekämpfung mit der Schmerzlinderung durch natürliche Methoden vergleichen!
- Auch wurde noch nicht in Betracht gezogen, inwiefern die PDA das **Geburtserlebnis von Mutter und Kind** bestimmt. In Kenntnis der Physiologie kann man sagen: Wenn der Gebärenden der Schmerz genommen wird, werden ihr auch alle emotionalen Anregungen und Kompensationsmechanismen genommen. Dadurch wird sie sowohl einer

wichtigen Selbsterfahrung beraubt als auch der intensiven Zufriedenheit über ihre eigene Leistung. Was (wahrscheinlich) intakt bleibt, ist die Zuwendung zum Kind.

In welchen Fällen kann man die PDA empfehlen?

Bei einer physiologisch verlaufenden Geburt überwiegen die Risiken und Nebenwirkungen der PDA gegenüber den gesundheitlichen Vorteilen und deshalb kann ihr Einsatz nur durch die informierte Entscheidung der Frau rechtfertigt werden.

Anders ist es bei **Dystokien**, bei denen die PDA eine wichtige therapeutische Funktion haben kann. Ist eine Gebärende sehr ängstlich und angespannt, so dass sie in den Wehenpausen nicht loslassen kann, dann bleiben Stress und Adrenalinausschüttung dauerhaft hoch. Die Endorphinproduktion wird gehemmt, das sympathische Nervensystem ist überstimuliert. Dies hat eine **unphysiologische Schmerzsteigerung** zur Folge, der Muttermund und das untere Uterinsegment werden rigide, die Gebärmutterkontraktionen spastisch, die Durchblutung der Plazenta ist vermindert und schließlich besteht die Gefahr einer fetalen Hypoxie.

In solch einem Fall unterbricht die PDA den Stress durch den Schmerz und die Angst, sie ermöglicht der Frau eine Entspannung von Muskeltonus und Muttermund und verbessert dadurch auch die Situation für das Kind. **Ausschließlich in solchen Situationen** kann man nach der Anwendung einer PDA einen raschen Geburtsfortschritt beobachten und die Vorteile überwiegen die möglichen Nebenwirkungen der Methode.

Häufig hängt der Geburtsstress mit dem **Umfeld des Krankenhauses** oder dem Fehlen liebevoller Unterstützung und Hilfe zusammen. Ein kostensparender und wirksamerer Weg für das Gesundheitssystem wäre eine Investition in den Beruf der Hebamme. Hebammen können bei entsprechend qualifizierter Aus-

bildung und mit ausreichend Zeit und Raum (1 : 1-Betreuung!) viel dazu beitragen, den Stress und den Schmerz auf ihr physiologisches Minimum zu reduzieren.

> **Tipp** Für den Fall, dass im Geburtsverlauf dennoch eine PDA sinnvoll erscheint, können die Eltern dazu motiviert werden, **in gutem Kontakt zum Kind zu bleiben** und ihm gerade in dieser Situation, in der es sich vielleicht allein gelassen fühlt (die Mutter stöhnt nicht mehr, bewegt sich nicht mehr) zu vermitteln, dass es nicht alleine und seine Mitarbeit weiter wichtig ist.
> Durch bewusstes Atmen zum Kind hin kann dieser Mangel kompensiert und zudem die Entspannung der Mutter unterstützt werden. Auch der Vater kann hier durch Handauflegen und Sprechen mit dem Kind eine wichtige Rolle spielen.

Beruhigungs- und Betäubungsmittel

Durch die medikamentöse Schmerzkontrolle wird versucht, den Schmerz auf zwei Ebenen zu reduzieren: entweder auf den afferenten Bahnen der Schmerzleitung oder in den Strukturen des zentralen Nervensystems. Um den Schmerz auf den afferenten Schmerzbahnen zu blockieren, setzt man Lokalanästhetika ein, die die Nervenstämme blockieren, z.B. den Pudendusblock oder die Parazervikal-Anästhesie (beides heute nicht mehr weit verbreitet). Zur zentral wirksamen Schmerzkontrolle stehen Beruhigungs- und Betäubungsmittel zur Verfügung.

Beruhigungsmittel

Sie haben eine dämpfende (beruhigende) Wirkung bei Angst und Besorgnis und fördern emotionales Wohlbefinden, Ruhe und Schlaf. Außerdem reduzieren sie Übelkeit und Erbrechen. Sie wirken auf der affektiv-motivierenden Dimension des Schmerzes und haben einen beruhigenden und hemmenden Effekt auf das Kind und auf seine lebenswichtigen Funktionen.

- **Kurzzeit-Barbiturate** werden aufgrund ihrer sofort eintretenden beruhigenden Wirkung noch immer eingesetzt, obwohl sie noch lange Zeit im Körper von Mutter und Kind nachweisbar sind und beklemmende Gefühle sowie eine Atemdepression beim Kind hervorrufen können.
- **Tranquilizer wie Diazepam (z. B. Valium®)** kommen nach wie vor zum Einsatz. Sie hemmen die Erinnerung und reduzieren die mütterliche Angst und Besorgnis. Sie senken die Schwelle für die Wirkung von Lokalanästhetika und lösen einen Blutdruckabfall beim ungeborenen Kind aus, der auch noch 36–48 Stunden nach der Geburt anhalten kann. Die Herzfrequenz des Kindes wird eingeengt oder silent, das Kind kann nach der Geburt eine Atemdepression, Ödeme, anormale Reflexe und dadurch auch Probleme beim Trinken zeigen. Die Mutter spürt oft Übelkeit und Schläfrigkeit, verliert ihre bewusste Kontrolle und fällt in Hypotonie. Sie kann auch paradoxe Reaktionen entwickeln wie Unruhe und Erregungszustände. Außerdem kann das Medikament eine Atemdepression bei der Mutter mit nachfolgender fetaler Hypoxie auslösen.

Betäubungsmittel

Am häufigsten werden Morphinderivate eingesetzt. Man geht davon aus, dass **Morphin** die Nerven des Stammhirnes erregt und somit eine hemmende Wirkung auf die Informationen des Körpers (sensorisch-unterscheidende Schmerzdimension) und auf die Aktivität der Großhirnrinde (erkennend-wertende Schmerzdimension) hat. Die Narkosemittel werden in der fortgeschrittenen Eröffnungsphase angewandt, aber niemals in der Austreibungsphase; manchmal werden sie mit Beruhigungsmittel kombiniert („Cocktail").

Die schmerzhemmende Wirkung ist nicht sehr stark, aber die Frau ist nicht mehr in der Lage, auf den Schmerz zu reagieren und ihn auszudrücken. Die **Nebenwirkungen der Pethidine** sind vielfältig: Übelkeit, Schwindel, eingeschränktes Bewusstsein, Atemnot in der Wehenpause. Das Kind leidet ebenso unter Atemdepression, hat Schwierigkeiten beim Saugen und Schlucken und Probleme, sich an das Leben außerhalb der Gebärmutter anzupassen. Diese Effekte können tagelang andauern, in einigen Fällen wochenlang.

> Beruhigungs- und Betäubungsmittel hemmen viele physiologische Abläufe, wie z. B. die natürliche Produktion von Endorphinen mit allen bekannten Folgen, so dass die erste Phase der Mutter-Kind-Bindung (Bonding, Stillen) erschwert wird.
> Aber vor allem machen diese Medikamente die Frau passiv; sie erleidet die Geburt, anstatt sie aktiv zu erleben und zu gestalten.

Inhalationsnarkosen (Lachgas)

Inhalationsnarkosen mit Oxydul-Stickstoffgemisch oder Methoxyfluran sind in Italien und Deutschland kaum gebräuchlich, in England dagegen weitverbreitet, wo sie sogar bei Hausgeburten eingesetzt werden. Der Vorteil dieser Art der Schmerzbekämpfung ist, dass die Dosierung von der Frau selbst reguliert werden kann, die das Medikament nur während den Wehen oder bei Bedarf inhaliert. Das Gas wird nur in geringer Menge vom Körper gespeichert und von Mutter und Kind schnell wieder ausgeschieden.

Die **Nebenwirkungen** hängen von der Dosis und der Dauer der Inhalation ab. Es können Atemdepressionen auftreten und Depression des zentralen Nervensystems bei Mutter und Kind; ebenso besteht eine gewisse Schädlichkeit für die Nieren.

Auch bei dieser Narkosemethode ist der unterstützende und helfende Beistand einer Hebamme unabdingbar, um den Bedarf des Gases auf ein Minimum zu beschränken.

Schlussfolgerungen

> Wenn man die komplexen und individuellen Mechanismen des Geburtsschmerzes in Betracht zieht, kommt man schnell zu dem Ergebnis, dass alle beschriebenen Schmerzmittel nur partiell wirken. Sie befriedigen nur einen Teil der an sie gestellten Anforderungen, andere bleiben unerfüllt. Dem Schmerz kann man nur umfassend und individuell entgegentreten.

Wenn die Frau umfassend über die Möglichkeiten und Risiken informiert ist, dann kann sie selbst einen „Geburtsplan" (s. S. 73) verfassen. Sie kann sich Gedanken machen über den Ort, an dem sie ihr Kind zur Welt bringen möchte und über die Faktoren, die ihr dabei nützlich sein können, sowohl über die pharmakologische Schmerzbekämpfung als auch über die Unterstützung, die sie sich für die Geburt wünscht und über eine ihr angenehme Umgebung, in der sie sich sicher fühlen kann. Natürlich sollte sie auch ihre speziellen Bedürfnisse mit in Betracht ziehen, seien sie emotionaler oder körperlicher Natur.

Beim Angebot einer medikamentösen Schmerzbekämpfung (mit all ihren bereits erwähnten Nebenwirkungen) besteht ein starker **Widerspruch**: zum Einen wird der Frau während der Schwangerschaft nahe gelegt, auf gar keinen Fall irgendwelche Medikamente einzunehmen, da sie dem Kind schaden könnten, zum Andern bekommt sie während der Geburt Medikamente angeboten, die zahlreiche schädlichen Nebenwirkungen auf sie selbst und das Kind haben. Der Hauptgrund hierfür ist, dass die Zeit und die personellen Möglichkeiten fehlen, jeden „Fall" individuell zu behandeln.

Buxton stellte bereits 1962 fest, dass „die zwei Aspekte der zwischenmenschlichen Beziehungen und der Umgebung untrennbar miteinander verbunden sind". Er vertrat die These, dass „die (professionelle) Begleitung bei der Geburt nichts anderes sei, als die Weiter-

entwicklung und Verfeinerung der alten Praxis von **liebevoller Aufmerksamkeit** und **uneingeschränktem Verständnis**, die schon immer einer der wichtigsten Faktoren der Geburtshilfe war, wo und von wem auch immer sie ausgeübt worden ist". Er schloss seine Bemerkungen damit, dass „diese Aufmerksamkeit aus zwei Gründen vernachlässigt wurde: durch die Verlagerung der Geburt von zuhause in die Kliniken und durch die Entscheidung, die Amnesie der Patientin zum obersten Ziel erkoren zu haben, was das Geburtserlebnis so unpersönlich wie nur möglich macht" (zitiert nach Bonica, 1977).

Daniel Friedman stellte 1974 die Unterschiede zwischen der häuslichen und der klinischen Umgebung heraus, in Bezug auf den **Geburtsstress**: „der Stresszustand beginnt bereits in dem Moment, wenn die Gebärende die intime, warme häusliche Umgebung verlässt, um in die kalte keimfreie Atmosphäre der Klinik einzutreten" (zitiert nach Bonica, 1977).

Lesser und Keane formulieren **fünf grundlegende Bedürfnisse von Frauen während der Geburtsarbeit**:

- durch einen Mitmenschen unterstützt zu werden,
- den Schmerz erleichtert zu bekommen,
- die Zusicherung zu erhalten, dass die Geburt für Mutter und Kind einen guten Ausgang haben wird,
- von denjenigen, die die Geburt begleiten, akzeptiert zu werden, unabhängig vom individuellen Verhalten und der persönlichen Einstellung zur Geburt,
- körperliche Pflege zu erhalten. (zitiert nach Bonica, 1977)

Bonica (1977) beschreibt das **Dilemma**, in dem die **Ärzte** sich in Bezug auf die Schmerzbekämpfung befinden: „Gebärende ohne den Einsatz von Schmerzmittel zu begleiten, erfordert für den Arzt einen Mehraufwand von körperlicher und emotionaler Energie. Wenn alle seine Patientinnen auf diese Weise behandelt werden sollen (oder etwa wollen?), dann wäre dies für manche der Männer nicht auszuhalten und für den normalen Geburtshelfer nicht machbar. Es scheint so, als handle es sich hierbei um ein unlösbares Problem, weil die Ärzte nicht in der Lage sind, sich auf die wiederentdeckten Bedürfnisse der Gebärenden einzulassen."

Vielleicht können die **Hebammen** dieses Problem lösen?

4 Physiologische Methoden der Schmerzlinderung

„Natürlich zu gebären ist schwierig, aber der Körper der Frau ist auf diese Aufgabe vorbereitet. Wenn eine Frau ohne Medikamente, ohne Narkose und ohne medizinische Eingriffe ihr Kind bekommt, dann begreift sie, dass sie stark und kraftvoll ist und erhält Selbstvertrauen. Sie lernt, dass sie auch gegenüber autoritären und mächtigen Persönlichkeiten auf sich selbst vertrauen kann. Sich einmal ihrer Kraft und Stärke bewusst geworden, wird die Frau für den Rest ihres Lebens eine andere Einstellung zu Schmerz, Krankheit, Leiden, Anstrengung und schwierigen Situationen haben.“

Paulina Perez

> Die **natürliche Schmerzlinderung** hat nicht das Ziel, den Geburtsschmerz komplett zu beseitigen, sondern ihn auf sein physiologisch notwendiges Minimum zu reduzieren.

Außerdem möchte sie bei den Frauen die innere Haltung fördern, diesen physiologischen Schmerz anzunehmen, der „nichts ist, was die Frau nicht ertragen könnte“ (Dick-Read, 1930) und dazu beitragen, die Geburt als ganzheitliche Erfahrung zu bewahren.

Methoden der sensorischen Schmerzkontrolle

> Die sensorische Schmerzkontrolle wirkt auf die Schmerzschwelle.

Die Schmerzkontrolle während der Geburt kann auch durch eine Zunahme der normalen physiologischen Aktivitäten erreicht werden. Die sensorische Kontrolle basiert auf der **Stimulation von Nerven mit hemmendem Effekt**, die mit physiologischen Mitteln und durch die Arbeit auf der sensorisch-unterscheidenden Schmerzdimension erreicht werden kann. Die freien Nervenenden werden bereits durch leichte, oberflächliche Reize aktiviert, während die korpuskulären (spezialisierten) Nervenenden auf Temperatur, Berührung und Druck reagieren und für die tiefgehenden Reize verantwortlich sind.

Es ist wichtig, sich hierbei die **Gesetze der Reizübertragung** zu vergegenwärtigen:

- das Gesetz der **geringsten Intensität**, die nötig ist, um die Übertragung zu aktivieren,
- das Gesetz der **minimalen Energieerhöhung**, um einen nennenswerten Anstieg der Empfindung festzustellen,
- das Gesetz der **Anpassung**, das besagt, dass ein Reiz von gleichbleibender Intensität nach einer gewissen Zeit nicht mehr bemerkt wird (Gewöhnungseffekt).

Zu den sensorischen Kontrollmethoden gehören die Elektroanalgesie (TENS), die Gegenirritation, Massagen, die Anwendung von warmen oder kalten Wickeln, die Audioanalgesie und zum Teil auch die Akupunktur.

Elektroanalgesie oder TENS

Diese Methode aktiviert selektiv die großen Nervenfasern durch eine elektrische Stimulation mit geringer Stärke, wodurch die Schmerzbarriere in den Hinterhörnern des Rückenmarks geschlossen wird und die T-Zellen an der Übertragung der schmerzhaften Reize zum Gehirn gehindert werden. Zu diesem Zweck werden Elektroden an den schmerzenden Körperstellen (am Rücken) auf die Haut geklebt, über die die elektrischen Impulse geleitet werden. Eine Stimulierung von 20–30 Minuten kann den Schmerz für einige Stunden beachtlich reduzieren.

Inzwischen ist man wieder von dieser Methode abgekommen, vielleicht deshalb, weil sie eine ständige Überwachung und die dauernde Anwesenheit eines Technikers verlangt, außerdem schränkt sie die Bewegungsfreiheit der Gebärenden ein. Mehrere randomisierte Studien konnten keine deutliche Schmerzreduzierung im Vergleich mit Gruppen ohne TENS nachweisen. Die Akzeptanz dieser Methode scheint allerdings bei den Frauen sehr hoch zu sein, weil TENS ihnen das Gefühl gibt, den Schmerz selbst lenken und kontrollieren zu können. Wenn wir gleichzeitig mit TENS die affektiv-motivierende Schmerzdimension anregen, lässt sich der Erfolg noch steigern. TENS könnte dann ein **gutes Mittel zur Mediation zwischen Angst und natürlicher Geburt** darstellen, besonders in Kliniken, bevor man sich für eine PDA entscheidet.

Gegenirritation

Hierbei wird eine hypertonische Lösung unter die Haut gespritzt (Quaddeln), die einen kurzfristigen intensiven Schmerz auslöst. Durch diesen werden über die schnelle aufsteigende Schmerzbahn das Stammhirn mit seinen schmerzhemmenden Mechanismen und die Produktion von Endorphinen angeregt. Diese Methode wirkt also auf der sensorisch-beschreibenden Schmerzdimension. Mit einer einzigen Injektion erreicht man eine Schmerzreduzierung für einige Stunden.

Massagen und Berührung

Sie wirken auf der sensorisch-beschreibenden Dimension durch direkte Stimulation und die Art des Drucks und auf der affektiv-motivierenden Dimension durch die gefühlvolle Berührung. Die Art der Massage sollte daher das Einfühlungsvermögen und das Engagement des Massierenden berücksichtigen, ebenso wie die physiologischen Gesetze der Reizübertragung.

- Ein **Gegendruck auf die schmerzhaften Körperstellen** aktiviert die tiefliegenden Rezeptoren und die korpuskulären Nervenenden und ist deshalb während den Wehen angezeigt.
- Eine **sanfte und oberflächliche Berührung** aktiviert die Hautrezeptoren und die freien Nervenenden und empfiehlt sich deshalb in den Wehenpausen.

Von Zeit zu Zeit sollte die Intensität der Berührung oder die Art und Weise der Massage verändert werden, um eine Anpassung (und damit eine nachlassende Wirksamkeit) zu verhindern. Die Empfindungen der Frau sind im allgemeinen sehr klar, so dass sie genau sagen kann, welche Art von Kontakt an welcher Körperstelle ihr gut tut.

Heiße und kalte Anwendungen

Sie werden entweder im Wechsel oder je nach Bedarf angewandt und haben eine **massageähnliche Wirkung** auf die Nervenenden. Außerdem lösen sie Verspannungen der Muskeln und (Becken-) Bänder. Die Anwendungen können feucht (Wickel, Umschläge) oder trocken (Wärmflasche, Eisbeutel, Kirschkernsäckchen, erwärmtes grobes Salz in Tüchern) sein.

Audioanalgesie

Die Audioanalgesie aktiviert ein komplexes System, wodurch die **Schmerztoleranz erhöht** werden kann. Es scheint, als würde über das retikuläre System eine Beruhigung ausgelöst.

Durch eine intensive Stimulation des Gehörs z. B. durch „weißes Rauschen" (Rauschen mit konstanter Leistung in jedem Frequenzbereich, vgl. „Schnee" auf dem Fernsehbildschirm), neutrale Hintergrundgeräusche (z. B. Ozeanrauschen, Wildwasserbach) oder Stereomusik mittels Kopfhörern kann die Angst reduziert und die Schmerzerwartung günstig beeinflusst werden.

Akupunktur

Auch wenn die Akupunktur über die Wirkung der sensorisch-beschreibenden Dimension hinausgeht und das gesamte Energiesystem betrifft, möchte ich sie doch an dieser Stelle beschreiben. Die Technik besteht darin, dünne Nadeln in spezielle Punkte auf den Meridianen (im Körper verlaufende Energielinien) zu setzen und sie eventuell zu bewegen, zu drehen oder in regelmäßigen Zeitabständen mit elektrischem Strom zu stimulieren. Man vermutet, dass auf diese Weise zentrale Strukturen stimuliert werden, welche dann hemmende (absteigende) Impulse an die Hinterhörner oder die afferenten Nerven schicken und die **Produktion von Endorphinen** anregen.

Die schmerzlindernde Wirkung tritt meist erst nach 15–20 Minuten ein und hält einige Stunden über die direkte Stimulation hinaus an. Die schmerzlindernde Wirkung ist partiell, der Schmerz wird reduziert und somit erträglich. Vor allem wird eine **tiefe Entspannung** in den Wehenpausen begünstigt, was an sich schon eine schmerzlindernde Wirkung hat. Die Methode verringert die Anspannung und die Angst vor dem Schmerz; ihr Vorteil ist auch, dass sie weder auf die Bewegungsfreiheit der Frau noch auf ihren Bewusstseinszustand einwirkt und damit auch nicht auf das individuelle Geburtserlebnis.

Voraussetzung ist allerdings eine gute Ausbildung in der Technik der Akupunktur.

Zentrale (psychologische) Schmerzkontrolle

> Die zentrale (oder psychologische) Schmerzkontrolle wirkt auf die Schmerztoleranz.

Wenn wir uns mit den zentralen Aspekten des Schmerzes beschäftigen, dringen wir in eine komplexe, tiefgehende und grundlegende Welt ein. Wir können die verschiedenen Teile des Gehirns benennen und ihnen affektive, instinktive und kognitive Funktionen zuordnen. Der Eindruck von Schmerz jedoch geht über diese Physiologie weit hinaus und trifft den Menschen an den Wurzeln seiner Existenz. Wenn wir bedenken, dass der Geburtsschmerz, die Kontraktionen der Uterusmuskulatur und der damit verbundene Schmerz zusammen mit der Liebe die **erste Erfahrung und Prägung (Imprinting) des neugeborenen Menschen** darstellen, dann verstehen wir auch die grundlegende **Botschaft**: das Leben verläuft dynamisch zwischen zwei gegensätzlichen, und sich ergänzenden Polen, nämlich **Kontraktion** (Mühe, Unwohlsein, Schmerz, Unbehagen) und **Expansion** (Wohlbefinden, Entspannung, Liebe). Einer kann ohne den anderen nicht existieren, das Leben selbst hätte ohne diese polare Dynamik keine Bewegung und keinen Ausdruck. Die Atmung, unsere erste lebenswichtige Funktion, bewegt sich zwischen den Polen der Kontraktion und der Expansion.

Der erste Akt in unserem Leben ist Einatmung, der letzte Ausatmung. Also gehören die Mühsal und das Leiden genauso zum Leben wie die Freude und das Wohlgefühl. In diesem Rhythmus zu leben bedeutet Wachstum und Weiterentwicklung. Steht einer der Pole eine Zeitlang im Vordergrund, so wird im Anschluss daran auch der andere Pol stärker empfunden und die **Bewegung des Lebens** wird tiefgründiger.

Trotzdem fürchten wir alle den Schmerz, vielleicht weil er uns an diesen ersten Abschied vom Leben in der Gebärmutter erinnert, vielleicht weil er die Angst, sich zu verlieren und sich trennen zu müssen, beinhaltet oder weil er uns an die Schwierigkeiten des Wachsens und der Weiterentwicklung erinnert.

Der **Geburtsschmerz** bringt uns zurück an den Ursprung, zu den tiefsitzenden (entwicklungsgeschichtlich verankerten) Ängsten, zu „vergessenen" existenziellen Fragen, die aus unserem Leben ausgeklammert wurden, zum Wesentlichen. Er reaktiviert den Schmerz, den wir damals bei **unserer eigenen Geburt** empfunden haben.

Die **Angst** spielt eine wesentliche Rolle beim Empfinden von Schmerz. Sie ist eine Form extremer emotionaler und körperlicher Anspannung und löst den Fluchtinstinkt aus.

Die Ängste bei der Geburt

Angst ist ein **entwicklungsgeschichtlich wichtiger Mechanismus** zur Verteidigung und zum Schutz vor Schaden. Es handelt sich im Grunde um ein intuitives Gefühl und um die direkte und unmittelbare Wahrnehmung einer Bedrohung, die den gesamten Organismus in Alarmbereitschaft und Anspannung versetzt, damit er bereit ist zu handeln. Angst schärft die Sinne und die Wahrnehmung, ihr Ziel ist die Selbsterhaltung. Die Schließmuskeln des Körpers werden angespannt, um die Eingeweide zu schützen, genauso wie die Skelettmuskulatur, die sich somit auf Angriff oder Flucht vorbereitet. Das sympathische Nervensystem läuft auf Hochtouren.

Während der Geburt wird die Angst durch den Selbsterhaltungstrieb der Frau ausgelöst, die Tatsache, dass durch das Geburtsgeschehen ihr Körper angegriffen wird, versetzt die Frau in Alarm.

> Die physiologische Antwort auf die Angst heißt Aktivität.

Nur ein Wesen, dem jede Möglichkeit fehlt, sich zu wehren, verharrt in totaler Passivität (stellt sich tot). Es kann tatsächlich geschehen, dass eine Gebärende, gelähmt vor Angst (parasympathisches System), ihr Kind in Form einer Sturzgeburt „fallen" lässt. Aber normalerweise verlangsamt oder blockiert die Angst die Geburt während der Eröffnungsphase, in der Austreibungsphase beschleunigt sie sie mit Hilfe des „fetus ejection"- Reflexes. Die Ursache für diese unterschiedliche Funktion liegt in der **Evolution** begründet und schützt die Gebärende vor Gefahren: Ist sie in der Eröffnungsphase einer Bedrohung ausgesetzt, ist es für sie und ihr Kind sicherer, die Geburt zu stoppen und zu fliehen, während es bei einer während der Austreibungsphase auftretenden Gefahr sicherer ist, das Kind schnell hinauszustoßen, es auf den Arm zu nehmen und dann zu fliehen (Newton, 1987).

> Für die **Überwindung der Angst** sind das Erkennen ihrer Ursache oder Herkunft und der Erwerb geeigneter Mittel, um die Angst auslösende Gefahr bekämpfen zu können, notwendig.

Kann man den Grund für die Angst nicht herausfinden und somit „der Angst nicht in die Augen sehen", so bleibt ein Gefühl von diffuser, allumfassender Bedrohung und man weiß nicht, in welche Richtung man seine Aktion richten soll. Angst ohne zielgerichtete Aktion verursacht Erregung bzw. Beklemmung und Furcht. Eine tiefsitzende Angst, die nicht ausgedrückt werden kann und sich nicht nach außen bemerkbar macht, hat einen starken Einfluss auf die Geburt und kann sie sehr schwierig und für das Kind riskant machen.

Solange der Ablauf einer Geburt allen bekannt war und sich in einem bekannten Umfeld mit klaren Bezugspunkten abspielte, waren die Ängste nicht so ausgeprägt und deshalb eher phylogenetischer Natur.

> Je entfremdeter die Geburtsumstände wurden und je weniger die Frauen über den Vorgang wussten, desto größer wurde die Furcht.

Wir unterscheiden zwischen **ontogenetischen Ängsten**, die in eigenen Erfahrungen, erlittenen Schäden oder negativen Erzählungen sowie in den äußeren Bedingungen begründet liegen und **phylogenetischen Ängsten**, die angeboren und mit dem Prozess von Menschwerdung und Geburt verbunden sind.

Phylogenetische Ängste sind Ängste vor dem Unbekannten, dem Unbewussten, Angst vor dem Tod als tiefgehendes Element der Veränderung, Angst, sich zu verlieren, Angst vor dem Verlassensein, vor dem Nichts, die Angst vor dem Leben und vor seinen polaren Dynamiken, die das Leiden beinhalten, Angst vor Trennung, vor dem Verlust der Einheit. Diese Ängste sind allen Frauen in allen Kulturkreisen gemeinsam. Es unterscheiden sich nur die Mittel, sich mit den Ängsten auseinander zu setzen.

Hinter den üblichen **ontogenetischen Ängsten** von Schwangeren verbirgt sich oft eine tiefergehende Frage und/oder ein unaussprechliches Bedürfnis:

- Hinter der **Angst vor dem Verlust der persönlichen und körperlichen Integrität** kann sich die Angst vor Verletzungen (Dammschnitt, Risse, genäht zu werden), vor den neuen körperlichen und emotionalen Empfindungen, vor dem Anderssein, vor der Veränderung des eigenen Körpers oder davor, vom Partner nicht akzeptiert zu werden (Verlust des Liebesobjektes) verbergen.
- Hinter der **Angst vor Krankheiten und Fehlbildungen beim Kind** kann die Angst vor dem real existierenden Kind stehen, die Angst vor der Veränderung des eigenen Lebens (Rhythmus, Interessen, soziale Rolle), vor Abhängigkeit und Bindung oder die Angst davor, für die eigene Negativität bestraft zu werden.
- Hinter der **Angst, „nicht perfekt zu sein",** **der Angst vor Unzulänglichkeit** kann die Angst vor dem Frausein, vor der sexuellen Energie, der Sexualität, dem Körper oder vor Gefühlen stehen, der Mangel an Vertrauen in die eigene Intuition, ein fehlendes soziales Netz und ein konfliktbeladenes Verhältnis zur eigenen Mutter und zur Mutterschaft.
- Hinter der **Angst vor „dem, was mit mir geschehen wird" und vor dem Schmerz** können das Bedürfnis nach Respekt, das Bedürfnis danach, die Klinikabläufe und die dortige Geburtshilfe zu kennen, das Bedürfnis nach Intimität und kontinuierlicher Begleitung durch eine vertraute Person, das Bedürfnis nach Unterstützung und Motivierung stehen.

Die eigenen Ängste zu erkennen und zu benennen, ist der erste Schritt, sie zu überwinden.

Ich greife auf das **Bild der Kriegerin** zurück: wenn sie den „Kampf" der Geburt in vollem Bewusstsein seiner Gefahren und gestärkt durch ihre „Waffen" kühn aufnimmt, wird sie sich auf die Strategie und nicht auf die Angst konzentrieren.

Den **physiologischen Zusammenhang von Angst, Anspannung und Schmerz** hat Grantley Dick-Read sehr treffend beschrieben: Wird die Angst vermindert, so nehmen auch die Muskelspannung und das Schmerzempfinden ab.

Die **Hauptvertreter der wichtigsten historischen Strömungen der Psychoprophylaxe** sprechen folgendermaßen über die Angst:

- **Dick-Read**, Arzt, Vertreter der experimentellen Richtung (aktive Frau) sagt: „Das Ausschalten der Angst hat einen schmerzhemmenden Effekt". Die Mittel dazu sind seiner Meinung nach liebevolle Unterstützung während der Geburt, Information, Gymnastik (Körperarbeit) und Suggestion.
- **Chertok**, Psychotherapeut, Vertreter der Kontrolle über den Schmerz (passive Frau) nimmt an, „dass der Geburtsschmerz nicht wirklich reduziert werden kann, aber dass durch die Verringerung der Angst die Gebärende besser in der Lage ist, mit den Empfindungen während den Wehen umzugehen." Er empfiehlt als Hilfsmittel ablenkende Atemtechniken, Aufmerksamkeit, therapeutische Suggestion (auch Hypnose), Kontrolle.
- **Odent**, Chirurg, Vertreter der Richtung, die Wert auf das direkte Umfeld legt (aktive Frau in einem Ökosystem) sagt: „Die Interaktion zwischen dem äußeren Umfeld und dem Stressniveau (Angst) ist gleichbleibend: ein Umfeld mit vielen Reizen erhöht den Stress und den Schmerz, eine intime Umgebung verringert den Stress, die Angst

und den Schmerz." Die von ihm empfohlenen Hilfsmittel sind Singen während der Schwangerschaft, Förderung der Instinkte durch Intimität, Wasser und ein schützendes Umfeld („Privacy").

- **Kitzinger**, Anthropologin, Vertreterin der Transzendenz des Schmerzes durch die Sexualität, stellt fest, dass „die Frauen sich nicht mehr länger kontrollieren wollen oder beweisen, dass sie bestimmte Übungen gut gelernt haben. Sie fordern stattdessen die Sexualität der Geburt." Die dazu nötigen Mittel sind Intimität und Freiheit.

Die Instrumente der psychologischen Schmerzlinderung

Dick-Read sprach von drei verschiedenen Einflussmöglichkeiten, die meiner Meinung nach auch heute noch gültig sind, wenn auch mit veränderten Inhalten: **Didaktik, Gymnastik** und **Suggestion**. Chertok nannte sie Faktoren der Erziehung, Physiotherapie und Psychotherapie.

Eine schützende und intime Umgebung, Wissen, Bewegungsfreiheit und das Ablegen kultureller Konditionierungen sind außerdem wichtig, um den Ängsten der Geburt begegnen zu können.

Geburtsvorbereitung: historische Entwicklung und Konzepte

Historisch gesehen ist das Bedürfnis, den Geburtsschmerz zu kontrollieren, der **männlichen Geburtshilfe** entsprungen. Die Geburtshelfer hatten einerseits Schwierigkeiten, das Phänomen der Geburt zu verstehen und zu akzeptieren, zum anderen hatten sie begonnen, viele Gebärende an einem Ort (dem Krankenhaus) zu konzentrieren und konnten all die gleichzeitig ihren Schmerz intensiv erlebenden und ihn ausdrückenden Frauen nicht ertragen. Alle Versuche hatten die Schmerzbeseitigung oder die rationale Schmerzkontrolle zum Ziel. Eine Ausnahme stellte nur Dick-Read dar, der viele Stunden an der Seite von Gebärenden verbracht hat und einen eher intuitiven Ansatz hatte.

Zahlreiche Untersuchungen produzierten **theoretische physiologische Modelle über den Schmerz** und die verschiedenen Methoden arbeiteten mit der einen oder anderen Dimension des Schmerzes. Keine einzige Methode hatte einen umfassenden Ansatz, welcher alle Dimensionen miteinbezieht. Aus diesem Grund waren ihre Anwendungen immer nur teilweise erfolgreich.

Hypnose

Sie war die **erste wissenschaftlich anerkannte Methode der natürlichen Schmerzreduzierung**. Die Versuche damit begannen im 19. Jahrhundert in Frankreich. Im Jahr 1833 wandte sie Foissac zum ersten Mal während der Geburt an und nannte sie damals noch „animalischer Magnetismus", die Frau sei dabei in einen magnetischen Schlaf versetzt worden. Andere Anwender der Hypnose berichteten von verschiedenen Ergebnissen: vom völligen Verschwinden des Schmerzes bis zum Spüren der Wehen, ohne sie als schmerzhaft zu empfinden oder einer Erinnerung nur an die letzten Wehen der Austreibungsphase. Bei den beschriebenen klinischen Fällen handelt es sich beinahe ausschließlich um schwierige, pathologische Geburten mit entsprechenden Komplikationen.

Die Hypnose scheint die Pathologien stets verringert und einen **natürlichen Ausgang der Geburten** begünstigt zu haben. Aber auch hier fehlt das Augenmerk auf die Empfindungen der Gebärenden selbst. Eine wichtige Erkenntnis aus diesen Studien über die Hypnose war, dass Stimme und gesprochene Worte die körperlichen Vorgänge beeinflussen können.

1922 wurde die Hypnose offiziell anerkannt und für wirksam befunden. In den Jahren von 1920–1935 entstand in Russland eine bedeutende Hypnoseschule mit Forschern wie Platonov, Nicolaiev, Velvosky und vielen anderen. Ausgehend von der Hypnose während der Geburt entwickelten sie Methoden zur **post-hypnotischen Suggestion**. Sie unterrichteten die Frauen vor der Geburt und boten ihnen „Anker" an, mit deren Hilfe sie sich während der Geburt selbst in Hypnose versetzen konnten: Tonbandaufnahmen von den Suggestionen des Hypnotiseurs, Musik, Fixierung eines bestimmten Punktes mit den Augen und später dann auch mit den Methoden des konditionierten Reflexes. Der Bewusstseinszustand der Frauen war dabei schläfrig-benommen oder halb eingeschlafen.

Die frühere Methode der Hypnose basiert auf Beeinflussung durch Ablenkung und Suggestion, auf Vertrauen und Abhängigkeit vom Hypnotiseur. Weiterhin stützt die Methode sich auf die post-hypnotische Suggestion, die die Erinnerung an das schmerzhafte Erlebnis vergessen lässt. Sie wirkt durch Aufspaltung des physiologischen Schmerzmechanismus auf verschiedenen Ebenen und **blockiert** in der Hauptsache **den Schmerzausdruck** im Verhalten. Durch diese Methode wird die Frau passiv. Ihr Bewusstseinszustand ist schläfrig. Das Blockieren einer so gewaltigen Ladung wie sie das Geburtserlebnis darstellt, kann Depressionen verursachen und andere physiologische Abläufe behindern z. B. das Stillen.

Experimente mit Hypnose haben den Weg freigemacht für die **Erkenntnis wichtiger Aspekte des Geburtsschmerzes**: sie haben die psychische Komponente des Geburtsschmerzes bewiesen und die enorme Wichtigkeit der Motivation für den Schmerz sowie der empathischen Beziehung zwischen der Gebärenden und ihren Begleitern.

Die Entwicklung weiterführender Hypnosemethoden orientierte sich an dem einen oder anderen dieser Aspekte. Erst später wurde die **aktive Selbsthypnose** im wachen Zustand eingeführt.

Das Angst-Anspannung-Schmerz-Syndrom (nach G. Dick-Read)

Auch der englische Arzt Grantley Dick-Read ging von der damals üblichen Vorstellung aus, dass der Geburtsschmerz pathologisch sei. Die Geburt als ein natürlicher Vorgang müsste eigentlich schmerzfrei sein. Er beobachtete, dass Angst eine Anspannung der Muskeln bewirkt, besonders bei den Muskeln, die den Körper verschließen und damit schützen können. Also zieht der Geburtsschmerz den Geburtskanal zusammen und verursacht dadurch Widerstand und Schmerz. Dick-Read erkannte, dass Gebärende sehr gut auf Suggestion ansprechen und in einen Bewusstseinszustand eintreten, der zu Erinnerungsverlust und Schmerzreduzierung führt. Er wollte diesen Zustand allerdings nicht mit Hypnose gleichsetzen.

Er vertrat die Ansicht, dass ein **physiologischer Geburtsprozess** jegliche rationale Tätigkeit unterbindet und eine „tiefgreifende psychische und spirituelle Entspannung" hervorruft. Weiterhin war er der Ansicht, dass „der schläfrig-benommene Zustand im fortgeschrittenen Stadium einer Geburt immer dann auftritt, wenn die Frau nicht durch Furcht und Angst gestört wird."

Dick-Read ist auch der erste Autor, der die **Wichtigkeit des ersten Mutter-Kind-Kontaktes** beschreibt. „Noch vor dem Durchtrennen der Nabelschnur hebe ich das Kind hoch, damit die Mutter die Verwirklichung ihrer Träume sehen und realisieren kann.... meine Patientinnen sind immer die ersten, die die winzigen Finger des Neugeborenen anfassen und sanft über die zarte Haut seiner Wangen streicheln.... der erste Schrei des Kindes prägt sich als unauslöschliche Erinnerung in die Seele der Mutter ein. Wie bei allen großen Gefühlen hat die Ekstase einen tieferen Sinn und ein Ziel; der zeitliche Umfang ist hierbei entscheidend. Keine Mutter und kein Neugeborenes sollten dieser geheimnisvollen Beziehung beraubt werden."

Bezüglich der **Muskelanspannung** machte er eine andere interessante Beobachtung: „Die Entspannung des gesamten Gesichtes ist von großer Wichtigkeit, Stirnrunzeln sollte vermieden werden. Ich bin fest davon überzeugt, dass eine Frau, die ihr Gesicht entspannen kann, mit Leichtigkeit die Eröffnungsphase meistert. Aus meiner Erfahrung mit den Frauen kann ich aber auch sagen, dass die Entspannung der Gesichtsmuskeln die schwierigste im ganzen Körper ist." (Dick-Read, 1953).

> **Die Meilensteine der Methode von Dick-Read sind:**
> - die Beseitigung der Angst durch eine **aktive Vorbereitung auf die Geburt** bestehend aus Information (Didaktik), Körperarbeit zur Entspannung der Muskeln (Gymnastik) und Dekonditionierung der negativen Aspekte des Schmerzes (Suggestion)
> - eine **empathische (einfühlsame) Beziehung zwischen Betreuungsperson und gebärender Frau** und die Wichtigkeit der kontinuierlichen Anwesenheit einer Hebamme, um der Frau einen bekannten Bezugspunkt zu bieten und ihr Vertrauen zu ermöglichen.

Die internationalen **Erfahrungen mit der Methode von Dick-Read** beweisen einen Rückgang von Pathologien, einen geringeren Medikamentenverbrauch, eine größere Schmerztoleranz, weniger operative Geburtsbeendigungen, die seltenere Notwendigkeit zur Reanimation des Neugeborenen und seltenere postpartale Blutungen, eine glücklichere Wochenbettzeit mit erhöhter Milchproduktion sowie Eltern, die sich in ihrer Rolle wohler und besser auf ihre Aufgaben vorbereitet fühlen. Weiterhin geht aus diesen Erfahrungen hervor, dass der Geburtsschmerz sich nicht komplett ausschalten lässt, aber besser toleriert und auf sein physiologisches Minimum reduziert werden kann. Dick-Read erkannte die Beziehung zwischen Schmerz, emotionaler Erfahrung und Kraft der Geburt.

Die Psychoprophylaxe für eine schmerzfreie Geburt

Die Psychoprophylaxe (Nicolaiev, 1949) stellt die Weiterentwicklung und Synthese der verschiedenen um 1950 existierenden Methoden dar. Sie basiert auf der Annahme, dass der Geburtsschmerz beseitigt und ihm vorgebeugt werden kann.

Die Methoden des konditionierten Reflexes

Auch sie entstanden aus der russischen Hypnose-Schule. Ihnen liegt das berühmte Experiment von Pavlow zugrunde. Er hat den Mechanismus des konditionierten Reflexes am Hund erforscht und ihn dann auf den Menschen und die Frau während der Geburt übertragen. Die Idee ist, eine physiologische Reaktion zu konditionieren, indem man sie auf einen Reiz trainiert.

Velvosky, Vellay und Chertok sind die wichtigsten Vertreter dieser Richtung. Das dahinterstehende **Modell der Geburt** ist ein **mechanistisches**, das davon ausgeht, dass die physiologischen Körperabläufe wie eine Maschine funktionieren, logisch und linear.

Die Konditionierungsmethoden mittels Suggestion

Chertok (1968) behauptet, dass „83 % der Frauen so große Angst vor der Geburt haben, dass eine psychotherapeutische Behandlung angeraten wäre." Er ist der Meinung, dass der Geburtsschmerz ausschließlich durch negative Beeinflussung entsteht und verneint die Physiologie als Ursache.

Die Suggestionsmethoden bewegen sich zwischen den verschiedenen Hypnose-Schulen, den psychotherapeutischen Methoden (Chertok, Lukas) mit der Überzeugung durch Worte, der Ablenkung (Lamaze) durch Aktivierung der Großhirnrinde bis hin zur Dick-Read-Methode mit verbaler Suggestion durch eine vertraute Person und ein persönliches Verhältnis.

Bei diesen Konzepten wird davon ausgegangen, dass die **Frau ein „Mängelexemplar"** ist, das Korrekturen nötig hat oder dass das Umfeld nicht das richtige ist (Dick-Read).

Die physiologischen Methoden

wurden in den Jahren 1930–1954 von **Jacobson** entwickelt und basieren auf einer **progressiven Muskelentspannung**, um hemmende Informationen an die intrathalamischen vegetativen und extrapyramidalen Kerne im Gehirn zu schicken. Das Konzept ist rein mechanisch und rational. Jacobson lehnte sowohl die hypnotische Suggestion ab als auch die persönliche Miteinbeziehung in die Entspannung. Für ihn bedeutete Entspannung einen passiven Prozess des Nichtstun bzw. eine Technik, die man durch Übung erlernen kann.

Die persönliche Beziehung zwischen Begleitperson und Frau mache deshalb keinen Sinn. Er glaubte, dass „...man den Enthusiasmus der Schwangeren nicht fördern und ihnen nicht helfen soll, den Geburtsmechanismus zu verstehen. Man würde sonst riskieren, die emotionalen Reaktionen der Gebärenden zu verstärken."

Seine Methode wurde wenig angewendet, aber das physiologische Gesetz, auf der sie basiert, floss in die Psychoprophylaxe mit ein.

Autogenes Training und die klassische Psychoprophylaxe

Beim autogenen Training, das in Italien weit verbreitet ist, werden **Atemtechniken** mit **Entspannung** verbunden. Die lange Ausatmung ist dabei wichtig, um die Spannungen zu lösen, die Großhirnrinde zu hemmen und die Empfänglichkeit für Suggestion zu erhöhen.

Aus der Verbindung von autogenem Training mit den Methoden der Suggestion und des konditionierten Reflexes entstand die klassische **Psychoprophylaxe**. Deren verschiedene Vertreter verwenden leicht unterschiedliche Methoden, verfolgen aber ähnliche Prinzipien.

Velvosky wandte eine rein kognitive Vorbereitung an, er ließ die Frauen während den Wehen langsam und tief atmen, dabei sollten sie von 1 bis 10 zählen, um sich vom Schmerz abzulenken. In den Wehenpausen legte er keinen Wert auf Entspannung.

Lamaze bevorzugte eine tiefe Atmung im Wechsel mit einer oberflächlichen schnellen Atmung und Hecheln auf dem Höhepunkt der Wehe und in der Übergangs- und Austreibungsphase. Auch sein Ziel war die Ablenkung und die Stimulierung der Großhirnrinde. Wie Suzanne Arms (1975) diese Methode treffend beschreibt: „verwandelt sie die Erfahrung der Geburt von einem tiefgreifenden Kontakt mit dem eigenen Körper zu einer kontrollierten Ablenkung." Auch Lamaze sah keine Entspannung in den Pausen vor.

Allgemein ist bei allen diesen Methoden Entspannung nur während den Kontraktionen vorgesehen. Die von **Dick-Read** als wichtig eingestufte „Gymnastik" (die wir heutzutage eher „Körperarbeit" nennen würden), ist nicht Bestandteil der psychoprophylaktischen Geburtvorbereitung.

Die **Diskussion um die Wirksamkeit und Grenzen der Psychoprophylaxe** kreist um einen physiologischen Widersinn: Um die Frau für Suggestion empfänglich zu machen, muss man die Aktivität der Großhirnrinde (Kortex) hemmen. Um während der Geburt dagegen eine Schmerzdämpfung zu erreichen, muss die Tätigkeit der Großhirnrinde angeregt werden, um auf diese Weise die physiologische zentrale Ausbreitung des Schmerzes zu unterdrücken. Viele Autoren betonen die Notwendigkeit der Kortexhemmung während der Schwangerschaft, um dann während der Geburt zur Schmerzerleichterung Suggestion und die Aktivierung der Großhirnrinde einsetzen zu können.

Die Psychoprophylaxe kann also im ersten Teil der Geburtsarbeit wirken, wenn die Großhirnrinde noch aktiv ist; in der aktiven Geburtsphase wird sie jedoch versagen oder den Geburtsfortschritt bremsen.

Ein großer **Nachteil der Psychoprophylaxe** besteht darin, dass sie sich als alleinige Methode darstellt. Durch ihre Vereinfachung auf die R.A.T.-Methode (= Autogenes Atemtraining: in Italien weit verbreitete und in Schnellkursen für Hebammen erlernbare Methode) wurde sie sogar auf ein Patentrezept reduziert, das für alle und von allen anwendbar ist. Wenn dies überhaupt einen Vorteil haben sollte, dann besteht der vielleicht darin, dass viele Frauen zu den Treffen zusammenkommen, die dadurch eine Möglichkeit haben, miteinander in Kontakt zu kommen und etwas über sich selbst zu erfahren.

Andererseits werden mit dieser reduzierten Methode Erwartungen an die Geburt und die eigenen Ansprüche geschaffen – mit einer hohen Misserfolgsrate. Zum einen weil die Methode weder der Individualität noch der Ganzheitlichkeit eines Menschen Rechnung trägt, zum andern weil sie auf diesem physiologischen Widerspruch beruht mit Zielen, die der Natur des Gebärens entgegen stehen.

Diese Methode hat das **Idealbild der „perfekten Gebärenden"** hervorgebracht, die ihren Schmerz unter Kontrolle hält. Ihre Reaktion auf den Schmerz (und zwar nicht nur auf den physiologischen, sondern auch auf den, der durch medizinische Eingriffe ausgelöst wird), ist lautlos und angepasst.

Die psychosexuelle Methode (nach Sheila Kitzinger)

Kitzinger reiht das Geburtserlebnis als ein **Ereignis weiblicher Sexualität** in den Lebenszyklus einer jeden Frau ein. Sie betont die sinnlichen, sexuellen und emotionalen Aspekte des Gebärens und Stillens, ohne den Schmerz zu leugnen. Sie stellt fest, dass „eine

Frau lernen muss, Vertrauen in ihren Körper und in ihre eigenen Instinkte zu haben, um die tiefgreifende emotionale Erfahrung der Geburt ganzheitlich zu erleben" (Kitzinger, 1985).

Ihre Methode der Geburtsvorbereitung dreht sich um Selbstverantwortung, Kontakt zu sich selbst, Wahlfreiheit, freiwillige Entscheidungen, die Befähigung, die Wünsche gegenüber den Geburtshelfern durchzusetzen (in England: vertragliche Abmachungen) und vor allem um Freiheit. Die **Freiheit**, selbst zu entscheiden, wo, wie und mit wem eine Frau ihr Kind bekommt ist eine Frage von Macht und Unterdrückung, von Freiheit und sexueller Autonomie. Wie Odent betont Kitzinger die Wichtigkeit eines intimen, ungestörten Umfeldes für die Geburt.

Die aktiven ganzheitlichen Methoden

Hierbei handelt es sich nicht mehr um ein einziges Modell, sondern um verschiedene Arten der Geburtsvorbereitung. Dazu gehören Selbsthypnose, Yoga, Bioenergetik, Geburtsvorbereitung im Wasser (Watsu), vorgeburtliches Singen, Vorbereitung auf die „Geburt als Lebenserfahrung" usw.

Das hinter all diesen Methoden stehende Konzept ist es, die Frau aktiver zu machen, so dass sie möglichst selbst die Geburt in die Hand nimmt. Ihr zu helfen, den Geburtsschmerz als einzigartige Chance der persönlichen Weiterentwicklung anzunehmen, ihn auszudrücken und somit die Geburt als eine wertfreie Erfahrung ohne Urteil zu erleben, wie auch immer sie verläuft.

Die Hemmung des Kortex ist für den Geburtsfortschritt nötig, der **veränderte Bewusstseinszustand** hat eine hormonelle physiologische Grundlage, die Schmerztoleranz kann durch Motivation und ein aktives Verhalten der Frau erhöht werden, die Pausen dienen der Entspannung, während der Wehe ist die Frau in Bewegung und die Spannungen sollen durch die Aktivität gelöst werden.

Bei den aktiven Methoden der Geburtsvorbereitung ist das **Akzeptieren des Schmerzes** ein zentrales Thema, da der Schmerz als unabdingbarer Bestandteil eines bewussten Geburtserlebnisses und der Kraft zum Gebären interpretiert wird und seine wichtige physiologische Aufgabe wieder erkannt wird.

Den Frauen werden alle notwendigen Informationen angeboten, um ohne Angst freie Entscheidungen treffen zu können, genauso wie Hilfsmittel zur Eindämmung des Schmerzes auf sein physiologisches Minimum.

Statt Wissensvermittlung wird Wert auf die **Intuition** gelegt, statt Verhaltensempfehlungen wird empfohlen, den eigenen Instinkten zu folgen und auf der Grundlage der eigenen Bedürfnisse Entscheidungen zu treffen.

Allerdings werden die Frauen in vielen **Geburtsvorbereitungskursen** noch immer darauf vorbereitet, sich **gehorsam und anpassungsfähig** in ihr unabwendbares Schicksal zu fügen. Sie bekommen von den Hebammen und Geburtshelfern nur unvollständige und gefilterte Informationen.

Es wird von den Frauen erwartet, dass sie dem Geburtshilfeteam vertrauen (sprich: die Verantwortung an dieses delegieren) und sich auf dieses verlassen, als Gegenleistung werden ihnen (manchmal) medikamentöse oder psychologische Schmerzmittel angeboten.

Wenn eine Frau während der Geburt den Wunsch äußert, **die Geburt bewusst erleben zu wollen** und sich mit ihren eigenen Kräften auf den Schmerz einzulassen, so kann man sie nur dann guten Gewissens darin bestärken, wenn alle wichtigen Bedingungen des Umfeldes (Intimität, Bewegungs- und Ausdrucksfreiheit) gegeben sind. Denn nur dann funktionieren die physiologischen Reaktionsmechanismen auf den Schmerz.

Es ist die **Aufgabe der Hebamme**, diese Bedingungen zu schaffen – zumindest für die Frauen, die danach verlangen. Es ist heutzutage nicht mehr zu rechtfertigen, dass eine Frau übermäßige Schmerzen bei der Geburt – verursacht durch eine unphysiologische Umgebung oder durch medizinische Eingriffe – erleiden muss. Dies stellt eine Form von Gewalt gegen Frauen dar, denn es existieren ja alternative Möglichkeiten.

Es bleibt die Frage, ob es im Hinblick auf die **Kosten-Nutzen-Abwägung** und **Qualitätssicherung** sinnvoll ist, weiterhin in die pharmakologische Schmerzbekämpfung und das medizinisch-technologische Modell der Geburtshilfe zu investieren oder ob es nicht sinnvoller wäre, statt dessen in ein Umfeld, das die Physiologie der Geburt fördert, und in Hebammen, die darin ausgebildet sind, die physiologischen Abläufe individuell zu unterstützen, zu investieren. In jedem Fall sollten alle Möglichkeiten zur Verfügung stehen.

Wenn wir versuchen, uns dem Schmerzthema umfassend zu nähern, indem wir uns mit seinen zentralen Faktoren auseinandersetzen, dann landen wir nicht bei einer bestimmten Methode, sondern wählen einen **umfassenden und individuellen Ansatz.**

> Es lassen sich viele Mittel der physiologischen Methoden nutzen, aber das Wichtigste sollte immer sein, sich an der gebärenden Frau selbst zu orientieren. Sie selbst muss experimentieren und ihre ureigenen Bedürfnisse herausfinden.

Es geht darum, dass sie sich mit ihren erlebten Ängsten auseinandersetzt und ihre negativen Prägungen überwinden kann. Es geht um Motivation und auch um eine existenzielle Dimension, die im Geburtsschmerz zum Ausdruck kommt. Durch sie erhält die Frau die einzigartige Gelegenheit, ihre Lebenserfahrung zu vertiefen und sich weiterzuentwickeln. Dieser Ansatz wirkt insbesondere auf der affektiv-motivierenden und der erkennend-bewerteten Dimension des Schmerzes.

Tab. 4.1 Vergleich: Psychoprophylaxe und aktive Methoden	
Psychoprophylaxe	**Aktive Methoden**
Geburtsschmerz ist nicht physiologisch	Geburtsschmerz ist wichtig und natürlich
Kontrolle	Hingabe, Sich-Gehen-Lassen
Rationalität, Aktivität der Großhirnrinde	Sich von innen öffnen, Instinkthaftigkeit
Linear, statischer, flacher Rhythmus	Variabler, individueller, tiefgehender Rhythmus
Unterdrückung des Ausdruckes von Schmerz und Angst	Freie Ausdrucksmöglichkeit von Schmerz und Angst
Hemmung der physiologischen Reaktions-mechanismen auf Schmerz	Unterstützung der physiologischen Reaktions-mechanismen auf Schmerz
Passive Frau	Aktive Frau
Einüben der Methode	eigene Erfahrungen, experimentieren
Anwenden einer „Technik" bei der Geburt	Instinkthaftigkeit, Spontaneität
Reduzierte Handlungsmöglichkeiten	verschiedenste und umfassende Möglichkeiten
Motivation zum Anwenden der Methode	Motivation zur Erfahrung
Schließt das Kind als aktiven Teil eher aus	Schließt das Kind als aktiven Teil mit ein
Angelerntes, einstudiertes Wissen	Gesättigtes Wissen auf allen Ebenen
Entspannung während den Wehen	Entspannung während der Wehenpausen
Statischer Körperausdruck	freies, aktives Verhalten des Körpers
Muskelentspannung durch Entspannung und Konzentration	Muskelentspannung durch aktive Bewegung
Versuch der Anpassung an ein perfektes Modell von Geburt	Frau ist Hauptperson und gestaltet die Geburt auf die ihr entsprechende Art und Weise
Gebären ist eine Aufgabe, die erlernbar ist, es gibt Erfolg und Misserfolg	Gebären ist eine individuelle und instinktive Erfahrung, die die Frau auf jeden Fall stärkt
Das Vorbild ist die perfekte, angepasste Gebärende	Freiheit und individuelle Entscheidungen

„Suggestion"

Hypnose

Unter Hypnose versteht man einen veränderten Bewusstseinszustand, der durch
Herabsetzen der Ratio erreicht wird. Dies
geschieht durch verbale Beeinflussung, Atmung, Ablenkung oder über sensorische
Reize.

Chertok und Langen (1968) definieren die
Hypnose als gewollte Beeinflussung im Sinne
eines gefühlsmäßigen Einflusses auf die psy-
chisch-körperliche Einheit der Frau durch
zwischenmenschliche Beziehungen.

Die **moderne amerikanische Schule** (Blythe)
definiert Hypnose als ein veränderter Bewusstseinszustand, der empfänglich für Beeinflussung macht und von unwillkürlichen
Reaktionen begleitet wird. Die Hypnose ist ein
Geisteszustand, in dem die Suggestion nicht

nur leicht anzuwenden ist, sondern auch viel stärker wirkt, als es in normalem Zustand möglich wäre.

Laut **Erickson** stellt die Hypnose einen natürlichen geistigen Prozess dar, bei dem die Suggestion zu einer Kommunikationstechnik wird, die die natürlichen geistigen Mechanismen erleichtert (Agnetti 1992 u. a.). Dies trifft nirgendwo mehr zu als bei der Geburt. Der hypnoide Zustand ist jedoch stets begleitet von einer erhöhten Beeinflussbarkeit des Behandelten.

Die **klassische Hypnose** wirkt auf die sensorisch-unterscheidenden Schmerzdimension, die von der affektiv-motivierenden abgetrennt wird. Sie wird durch Suggestion eingeleitet, die die Wahrnehmung und Beurteilung der Schmerzreize verhindert und die bewusste Erinnerung auslöschen soll. Die Gebärende verhält sich dabei passiv. Bei dieser Art der Hypnose wird die intensive Erregung durch die schmerzhaften Reize bei der Geburt gestoppt, ohne eine Möglichkeit der Entladung zu bieten. Sie verbleibt somit als unbewusste Last im physiologischen System.

Im Zusammenhang mit dieser Technik wurden gehäuft Wochenbettdepressionen und Stillprobleme beobachtet. Sie muss regelmäßig geübt werden und verlangt oftmals die Anwesenheit des Hypnotiseurs bei der Geburt.

> Hypnose als angewandte Technik ist Bestandteil einer Psychotherapie und sollte nur von Spezialisten angewandt werden.

Durch den stärkeren Einfluss des Parasympathikus während der Schwangerschaft sind Frauen physiologischerweise besonders empfänglich für Bildersprache, Trance und Hypnose. Deshalb sollte jede Hebamme die Kommunikationsmittel auf dieser Ebene kennen. Durch eine entsprechende Wortwahl und sanfte Suggestion kann die Akzeptanz des Schmerzes verbessert werden.

Diese Suggestionen können auch dazu genutzt werden, sich von negativen Konditionierungen zu befreien und das Erlebte positiv zu sehen. Die **aktive Eigenhypnose** ist u. a. eine Möglichkeit, kulturelle und persönliche Prägungen zu dekonditionieren. Sie ermöglicht Ausdruck und Entladung des bereits erlebten Schmerzes. Die Suggestion wirkt hier vornehmlich über die affektiv-motivierende Dimension auf die Schmerzschwelle.

Veränderter Bewusstseinszustand während der Geburt

Während der Geburt erfolgt natürlicherweise eine Veränderung des Bewusstseinszustandes durch **physiologische Prozesse**. Hormone, insbesondere die Endorphine, und die insgesamt starke Stimulation und Dominanz des **archaischen Gehirns** bewirken eine **Verlangsamung der Gehirnwellen** von Beta-Wellen zu Alpha-Wellen und in der fortgeschrittenen Eröffnungsphase auch zu Theta-Wellen. Diese Verlangsamung der Gehirnwellen erhöht die Integrationsfähigkeit, schärft die Sinne und die Gefühlswahrnehmung; dadurch wird die Frau äußerst aufnahmefähig und damit sehr empfänglich für Suggestion.

Tiefe Meditation, intensive Konzentration und Aufmerksamkeit für Gefühle, Empfindungen oder innere Bilder können einen Zustand hervorrufen, der der hypnotischen Schmerzlinderung sehr ähnlich ist (Melzak 1982). Jedes Wort und jede Geste bekommt in dieser Situation ein besonderes Gewicht und bleibt als unauslöschlicher Eindruck in der Vorstellungswelt haften.

> Mit fortschreitender Geburtsarbeit verändert sich die Wahrnehmung. Dies ist eine unabdingbare physiologische Voraussetzung sowohl für die vollständige Eröffnung des Muttermundes und eine spontane Geburt als auch für die natürliche Schmerzlinderung.

Dieser hypnotische Zustand erreicht seine höchste Intensität in der **Übergangsphase** zwischen Eröffnungs- und Austreibungsperiode. Die Frau verliert alle Hemmungen und verhält sich sehr instinktiv, manche nennen es „animalisch". Verbaler Ausdruck und Bewegung werden sehr stark, während der Schmerz von der Gebärenden eher als Kraft und intensives Gefühl wahrgenommen und beschrieben wird und der Aspekt des Leidens in den Hintergrund tritt.

Das Ausmaß der Erschöpfung und das Gefühl, keine Energiereserven mehr zu haben, bereiten die **vollkommene Hingabe** vor und begleiten sie. Die Frau kapituliert („ich kann nicht mehr!") und verlangt nach Schmerzmitteln, einem Kaiserschnitt oder einer anderen Möglichkeit, sich aus dieser Situation zu befreien („Lass uns heimgehen und morgen wiederkommen!"). Wenn nun die Hebamme oder der Partner dieses Gefühl von Kapitulation und Ohnmacht teilen, neigen sie dazu, auf dieses Verlangen der Gebärenden nicht angemessen zu reagieren.

> Dies ist der einzige Moment während einer Geburt, an dem man dem Wunsch der Frau nicht nachgeben sollte, weil dies der Wendepunkt ist.

Innerhalb kurzer Zeit wird die Gebärende neue Ressourcen und Kräfte finden und unerwartete neue Fähigkeiten entdecken. Die Kompensationskräfte sind aktiviert und bereiten das intensive Glücksgefühl der Geburt vor. Wenn wir in dieser Phase den Geburtsprozess unterbrechen, dann berauben wir die Frau dieser kraftvollen Erfahrung.

Mit einer **symbolischen, bildhaften und positiven Sprache** können wir uns in dieser Phase mit der Frau verständigen. Jeder Appell an die Vernunft und jede Störung des Umfeldes bremst und blockiert den weiteren Geburtsverlauf.

Entspannungsübungen

Sie ziehen die Spannungen aus dem Körper und öffnen den Geist für Bewusstsein und Harmonie. Sie **aktivieren die rechte, kreative Gehirnhälfte** und dämpfen die linke, rationale. Auf diese Weise wird ein Energiefluss von links nach rechts erreicht und somit die Schranken für Vernunft und Kritik herabgesetzt. Direkter Kontakt mit dem Unbewussten und eine Verankerung positiver Suggestionen ist dadurch möglich. Intuition und Instinkte werden gestärkt und die Vorstellungskraft angeregt.

> Der schwangeren Frau geben die Entspannungsübungen Zuversicht und Selbstvertrauen, sie helfen ihr dabei, die eigene Mitte zu finden, das ureigene Wissen. Sie verhelfen der Schwangeren zu Momenten des Wohlbefindens, die sie in ihren Alltag einbauen kann, geben ihr Kraft und Energie und helfen ihr, ihre eigenen, intuitiven Kommunikationswege zu entwickeln und dadurch auch gut mit dem Ungeborenen in Kontakt zu kommen.

Durch die Übungen werden **positive „Programmierungen"** erreicht für die Geburt, die Trennung vom Kind und den Schmerz, so dass die Frau während der Geburtsarbeit autonom handeln kann. Es gibt viele verschiedene Entspannungstechniken, aktive und passive. Verschiedene Möglichkeiten kennen zu lernen und auszuprobieren ist hilfreich, damit jede Frau die für sie am besten geeignete Technik herausfinden kann.

Während der Geburt muss die **Entspannung am Ende jeder Wehe** schnell herbeigeführt werden, damit die gesamte Wehenpause zum Kraftschöpfen genutzt werden kann und die Endorphinproduktion gefördert wird. Das Gebären ist ein ständiger Wechsel zwischen Aktivität während der Wehen und Entspannung während der Pausen. Zur Erleichterung dieses raschen Wechsels kann die Frau sich „**Anker**" beschaffen, das heißt positive Gefühlswahrnehmungen (z. B. ein inneres Bild, einen Klang, beruhigende Musik, einen angenehmen Duft oder ein schönes Gefühl) mit der tiefen Entspannung verbinden. Mit etwas Übung lässt sich dann durch dieses positive Signal sofort eine tiefe Entspannung erreichen.

> **Tipp** **Während der Geburt** können wir durch eine bildhafte, symbolische und archetypische Sprache oder noch besser durch Stille und positive Gestik eine unmittelbare Kommunikation mit der Frau fördern und sie positiv beeinflussen.

Visualisationen

Durch sie wird die **stärkste innere Ressource** aktiviert: das archaische Wissen der Frau, ebenso der Parasympathikus, der auch als „innerer Wundheiler" bezeichnet wird. Visualsationen befreien von Vorurteilen und negativen Konditionierungen. Durch sie werden positive Gedanken in dynamische geistige Bilder verwandelt. Die Technik des **Biofeedback** zeigt eindrucksvoll körperliche Veränderungen bei Prozessen, die bislang für unbeeinflussbar gehalten wurden, wie Herzschlag, Blutdruck, Gehirnwellen.

> Durch Visualisierungsübungen kann die Frau persönliche Entscheidungen aufgrund ihrer wirklichen, tiefen Bedürfnisse treffen und lernt, mit der direkten Sprache ihrer Gefühle mit dem Kind Zwiesprache zu halten.

Ich beziehe mich hier auf tiefgreifende Visualisationen aus der Wasserdimension (vgl. S. 80), die nicht gelenkt, sondern mit wenigen archetypischen Bildern eingeleitet werden und die das archaische Gehirn der Frau anregen – den Ort ihrer tiefsten Energiequellen. Dort kann sie ihre Hilfsmittel verankern, um der Angst und dem Schmerz entgegenzugehen.

„Didaktik"

Hierbei handelt es sich um ein **Handwerkszeug**, das vor allem in der Geburtsvorbereitung angewandt werden kann und auf die erkennend-wertende Dimension wirkt.

Kulturelle Dekonditionierung

Zum Verständnis der kulturellen Prägungen in Bezug auf den Schmerz, die Einstellung zur Geburt und zur Geburtsbegleitung müssen wir die Geschichte betrachten: die Geschichte der Geburtshilfe und die Geschichte der Frauen im Laufe der Jahrhunderte. Wir müssen die verschiedenen, den Frauen zugeordneten Wertmaßstäbe und die sozialen und institutionellen Wertigkeiten der Geburt analysieren sowie die derzeit gültigen Rituale im Krankenhaus und deren Ursprünge entschlüsseln. Auf diese Weise lernen wir unsere „innere Geographie" besser kennen, das heißt die **Natur der verschiedenen Frauenbilder**, die uns innewohnen. Wir verstehen dann unsere eigenen Schwierigkeiten und Ambivalenzen besser und erkennen unsere wahren Bedürfnisse. Die inneren und äußeren Widersprüche werden uns bewusst und wir lernen unsere eigenen Grenzen und Möglichkeiten kennen. Wir können uns von etlichen Prägungen befreien, Ballast abwerfen und das lymbische System entlasten.

So verstehen wir auch die Widerstände der Institutionen gegenüber natürlichen Spontangeburten und können das wählen, was uns für uns gut und nützlich erscheint.

Erst wenn ich meinen Standpunkt genau kenne, kann ich ein Ziel ins Auge fassen, zu dem ich gelangen möchte. Die Erwartungen sind dann realistischer und weniger idealistisch.

Persönliche Dekonditionierung

Sie wird durch die **Auseinandersetzung mit den eigenen Schmerzerlebnissen** erreicht. In einer Gruppe lassen sich eigene Schmerzerfahrungen mitteilen und die Ängste bearbeiten, die durch die Erzählungen von Müttern, Freundinnen und Schwestern entstanden sind. Die Schwangeren können reflektieren, was ihnen bisher geholfen hat, mit Schmerzen umzugehen (und was ihnen vielleicht geholfen hätte). Auch die Beschäftigung mit der Art und Weise, wie man selbst geboren wurde, kann helfen, die eigene Einstellung zum Schmerz besser zu verstehen und Bedürfnisse, Unterstützungsmöglichkeiten und Ressourcen zu entdecken.

Frauen haben leicht, direkt und häufig Kontakt mit dem Thema „Schmerz". Sei es aufgrund ihrer Physiologie (Menstruationsschmerz, Geburtsschmerz, Schmerz durch Verlust wie z.B. Fehlgeburten, krankes Kind etc.), sei es, weil sie sich oft um leidende Menschen kümmern oder einfach wegen ihrer emotionalen Art, die sie viel direkter am Schmerz teilhaben lässt als Männer.

Dennoch wird nicht gerne über das Thema gesprochen, **Geburtshelfer** scheuen die Auseinandersetzung darüber. Sie fürchten den Ausdruck des Leidens und haben Angst, die Frauen in eine Krise zu stürzen, indem sie sie mit ihrem eigenen Schmerz und dem von anderen konfrontieren.

Die Beschäftigung mit der Physiologie des Schmerzes und der Angst würde aber helfen, sie als Ausdruck von etwas zu verstehen, das in uns allen ist. Dadurch löst sich die innere Spannung, anstatt sich zu erhöhen. Bereits durch das Erkennen und die Definition der eigenen Ängste können passende Hilfsmittel gefunden werden, um sie zu überwinden. Es ist die **Konfrontation mit dem Ausdruck von Schmerz**, die bei der Geburt sowohl den Frauen selbst als auch den Begleitern Angst macht.

Viele Frauen fürchten sich davor, sich „daneben" zu benehmen oder sich selbst nicht zu kennen in ihrem Ausdruck von Schmerz. Sie haben Angst vor Kontrollverlust und versuchen sich zu „beherrschen". Erinnern wir uns:

> Den Schmerz auszudrücken und die Ängste zu benennen sind wichtige Mittel zur natürlichen Schmerzlinderung.

Das Teilen von Erfahrungen mit anderen Frauen

Allein das Zusammenkommen mit anderen Frauen (z.B. im Geburtsvorbereitungskurs) hat schon therapeutische Wirkung und trägt zum Abbau von Spannungen bei. Es bietet den Frauen viele Möglichkeiten zur Befreiung von negativen Prägungen und Konditionierungen, besonders dann, wenn sie mit anderen Frauen in Kontakt kommen, die positive Geburtserfahrungen gemacht haben.

Die Motivation und Aktivierung der Frau

Es gibt eine – wenn auch noch ungenügende – Wahl bei jeder Geburt. Also muss die Frau, die wählen möchte, ihre **eigene Motivation** finden: aktive oder passive Geburt, natürliche oder technologische Geburt, eine Geburt mit Schmerzmitteln oder ohne. In unserer Welt des „Entweder – oder", in der es nur zwei Möglichkeiten gibt, ist eine **echte Wahl** immer schwierig. Würde man den tatsächlichen Bedürfnissen folgen anstatt einer Ideologie, müsste die Wahl oftmals „sowohl – als auch" lauten. Die ungerade Zahl 3 ist hierfür das Symbol.

Wenn wir mit Schwangeren an ihrer Motivation arbeiten, so treffen sie oft „sowohl – als auch" – Entscheidungen. Im Krankenhaus gibt es aber immer nur „entweder – oder", wodurch ein **Konflikt zwischen Nachfrage und Angebot** entsteht. Eine Frau, die sich für „sowohl – als auch" entscheiden will, ist gezwungen, über ihre Bedürfnisse zu verhandeln. Nur wenn sie über eine solide innere Motivation verfügt, wird ihr dies gelingen, ohne mit sich selbst oder den Geburtshelfern in Konflikt zu geraten.

Diese **Motivation** entspringt dem Wissen um
- die Funktionen des Schmerzes
- den Selbsterfahrungsaspekt des Schmerzes
- die nötigen Bedingungen, um ihn auf sein physiologisches Minimum zu reduzieren
- Möglichkeiten und Handwerkszeug, mit dem Schmerz umzugehen

- Kulturelle und persönliche Dekonditionierung
- die eigenen Bedürfnisse und denen des Kindes.

Basiert die Motivation auf tiefen und authentischen Bedürfnissen, so wird die Frau ihre Umsetzung stark und auf wirksame Weise einfordern. Dies drückt sich in erster Linie durch ihr Verhalten aus, gleichzeitig erhöht sich die Toleranz gegenüber Vorgehensweisen und Eingriffen, mit denen die Gebärende zwar eigentlich nicht einverstanden ist, die aber ihre grundlegenden Bedürfnisse nicht tangieren. Die Frau kann eine echte Wahl treffen, deren positiven und negativen Seiten akzeptieren und sich dabei dennoch das für sie Wesentliche bewahren.

Die Arbeit an der Motivation erfolgt sowohl über die rationale Ebene (Analyse und Wissen), als auch über die affektiv-motivierende Dimension mit Hilfe von Körpererfahrungen.

Auf dem Gebiet der „Didaktik" geht es also nicht darum, Unterricht über Anatomie und Physiologie zu geben, sondern den Frauen zu helfen, sich selbst ins Zentrum ihrer Erfahrungen zu stellen und das Wissen ihres Körpers und dessen Aktivität zu stärken.

„Gymnastik"

Körperarbeit hat hauptsächlich zwei Ziele:

1. **Körperliche Vorbereitung auf die Geburt:** Lösung von Muskelverspannungen, Beweglichkeit, Dehnungsfähigkeit des Beckenbodens und des Dammes etc. sowie Förderung des Wohlbefindens und der Gesundheit während der Schwangerschaft.

Verspannte Muskeln und Unbeweglichkeit stimulieren das retikuläre System auf negative Weise: Die Großhirnrinde wird in Alarm versetzt und dadurch die Empfindlichkeit aller zentralen Nervenstrukturen gegenüber aufsteigenden peripheren Reizen erhöht, auf

die dann eine umso heftigere Reaktion erfolgt.

Eine **physiologische Muskelarbeit** mit entspanntem Muskeltonus stimuliert hingegen die Gehirnstrukturen positiv: die hemmenden Mechanismen gegenüber den aufsteigenden Schmerzbahnen werden aktiviert.

2. **Erfahrungen zu sammeln, um über die unbewussten Kanäle die Geburtsprozesse zu erfühlen,** sich selbst besser kennenzulernen und die eigenen Ressourcen zu aktivieren.

Tipp Körperarbeit bietet konkrete Erfahrungen und fördert das Experimentieren, so dass jede Frau ihre eigenen Hilfsmittel entdecken kann. Die Angebote sollten deshalb vielfältig sein und sich nicht auf ein einziges Modell oder eine einzige Technik beschränken. Der Erfahrungsaustausch in der Gruppe nach jeder Körperarbeit ist ein wichtiges Mittel, um die „Übung" in eine bewusste Erfahrung zu verwandeln und sie als neue Fähigkeit nutzen zu können.

Kontinuierliche Begleitung und Unterstützung

Kontinuierliche Begleitung und Unterstützung während allen Phasen der Schwangerschaft und Geburt ist ein sehr wichtiges Element, um die physiologischen Abläufe zu erleichtern und die natürliche Schmerzlinderung während der Geburt anzuregen. Es ist mittlerweile unbestritten, dass ein Prozess der emotionalen Öffnung nur in einem **menschlichen, geschützten Umfeld** möglich ist, in dem die Frau sich sicher und geborgen fühlen kann. Die wichtigste Unterstützung sollte vom **Partner** kommen, weil er der Frau am nächsten steht, sie am besten kennt und ihr emotionalen Halt geben kann, was die wirksamste aller Unterstützungsarten darstellt. Dies setzt natürlich eine gute, gefühlvolle Paarbeziehung voraus.

Die **Hebamme** sollte deshalb ihre Aufmerksamkeit in erster Linie auf das Paar richten und abwägen, ob der Partner in den einzelnen Situationen den Bedürfnissen der Frau gerecht wird. Gegebenenfalls kann die Hebamme dem Mann helfen, in die weibliche Dimension des Gebärens hineinzufinden. Ihre Unterstützung sollte sich darauf konzentrieren, dem Partner die gefühlsmäßige Beziehung zur Gebärenden zu erleichtern.

Auch wissenschaftliche **Studien** (Cochran database) haben sich mit dem Thema „**Unterstützung während der Geburt**" beschäftigt und folgende Punkte in Bezug auf Geburtsschmerz und Geburtserlebnis herausgefunden:

- eine Frau, die gut unterstützt wird, verlangt während der Geburt weniger Schmerzmittel
- die Zufriedenheit über die eigene Leistung des Gebärens ist größer
- der Prozess des Empowerments (Selbststärkung) wird deutlicher empfunden
- die Stilldauer übersteigt häufiger 6 Wochen als bei Frauen, die sich während der Geburt nicht gut unterstützt fühlten
- Depressionen nach der Geburt sind seltener
- Schwierigkeiten in der Mutter-Kind-Beziehung (und bei der Pflege des Kindes) sind seltener
- die therapeutische Beziehung zwischen Hebamme und dem Partner der Frau ist seltener von Unzufriedenheit gekennzeichnet.

Schon Chertok, Langen (1968) und Dick-Read (1953) haben die **Bedeutung der affektiven Beziehung während der Geburt** erkannt (ich nenne sie lieber „empathische Beziehung", wenn es um professionelle Begleitung geht) als maßgeblichen Faktor der Schmerzbekämpfung und zur Vermittlung positiver Suggestion. Die Suggestion funktioniert hauptsächlich über die affektiv-motivierende Dimension, also über das limbische System, und kann demzufolge durch Gefühle und Einfühlsamkeit erreicht werden.

Bonica vertritt schon 1977 die Ansicht, dass die zwischenmenschliche Beziehung als Teil der psychologischen Schmerzlinderung **bereits während der Schwangerschaft** aufgebaut

werden sollte. Auch hierfür ist eine Organisationsform wichtig, bei der eine kontinuierliche Begleitung möglich ist. Dass hierfür **Hebammen** die am besten geeignete Berufsgruppe darstellen, konnte durch zahlreiche Studien belegt werden (z. B. WHO, 1996).

Mit „**Unterstützung**" ist

- **beziehungsmäßige** Unterstützung gemeint auf der Basis von Zuhören und Akzeptanz
- **emotionale** Unterstützung durch Ermutigung, Beruhigung und kontinuierlicher Anwesenheit
- **informative** Unterstützung durch umfassende Information und Wahlfreiheit
- **körperliche** Unterstützung durch Körperkontakt, Massagen, Wickel, Essen und Trinken
- **schützende** Unterstützung durch Erkennen und Befürworten der Wünsche und Bedürfnisse der Frau, entsprechendes respektvolles Handeln und der Schaffung eines geschützten Umfeldes, in dem die Geburt ihren natürlichen Lauf nehmen kann.

Die Rolle der Hebamme bei der physiologischen Schmerzlinderung

In der praktischen Hebammenarbeit zeigt sich die Unterstützung konkret in der therapeutischen Beziehung. Therapeutisch bedeutet in diesem Fall professionell; nicht autoritär, sondern empathisch, annehmend, umfassend und, wenn nötig, die Frau und das Paar durch die Geburt und ganz allgemein durch die Elternschaft führend.

Die **wichtigste Voraussetzung** für eine gute therapeutische Beziehung ist, dass die Hebamme sich selbst gut kennt und somit fähig ist, zwischen sich selbst und der ihr anvertrauten Frau zu unterscheiden, die sie betreut. Wenn die Hebamme ihre eigenen Probleme mit ihrem Frau- und Muttersein und ihre eigenen Ängste und Grenzen nicht kennt und wenn sie sich ihren Talenten und speziellen Fähigkeiten nicht bewusst ist, wird sie dazu neigen, ihre eigenen Wünsche und Vorstellungen auf die betreuten Frauen zu projizieren. Dadurch erwartet sie von den Frauen ein bestimmtes Verhalten und beeinflusst deren Entscheidungen.

Aber vor allem wird sie nicht in der Lage sein, den **Ausdruck von Schmerz** auszuhalten. Oftmals kommt der Wunsch nach einem Schmerzmittel eher von der betreuenden Person als von der Gebärenden selbst, weil die Hebamme, der Geburtshelfer oder der begleitende Lebenspartner den Ausdruck ihres Schmerzes und ihrer Kraft nicht ertragen können. So kann die Gebärende von den sie begleitenden Menschen dazu gebracht werden, ein Schmerzmittel zu verlangen oder ein angebotenes gerne anzunehmen, weil sie von den Anwesenden ihren eigenen Schmerz und dessen Unerträglichkeit gespiegelt bekommt und in ihren Gesichtern lesen kann: „Das muss ja wirklich entsetzlich und grausam sein!"

> **Tipp** Um eine Frau während der Geburtsarbeit gut zu unterstützen, muss die **Hebamme** zuallererst sich selbst motivieren, indem sie den Sinn und die Funktion des Schmerzes und des Leidens versteht. Wenn sie deren Potenzial zur Verwandlung nicht erkennt, wird sie sich in Anwesenheit einer leidenden Frau schnell unwohl fühlen und sie wird nicht genug Stärke und Überzeugungskraft haben, um die Gebärende im richtigen Moment zu ermutigen.

Wahrscheinliche Reaktionen der Hebamme sind dann Ungeduld, Unduldsamkeit, Furcht und das Bedürfnis zu handeln, einzugreifen und zu beschleunigen, nur um der eigenen Angst zu entkommen.

Eine Hebamme, die den Schmerz einer Gebärenden mitträgt und einen dermaßen tiefgehenden und existentiellen Prozess wie den der Geburt auf empathische Weise begleitet, ist allerdings stark miteinbezogen und auf emotionaler Ebene beansprucht. Sie wird dies nicht mehrere Male am Tag leisten können.

Welche Voraussetzungen sind für eine natürliche Schmerzlinderung notwendig?

Wenn die Geburtshilfe menschlicher werden soll, die Entscheidungsfähigkeit und Eigenverantwortlichkeit der Frau gefördert werden sollen und nicht zuletzt aus Gründen der Kostenersparnis die physiologische Schmerzlinderung begünstigt werden soll, dann kommen wir nicht umhin, die **Arbeitsorganisation in der klinischen Geburtshilfe** radikal zu verändern.

- Es ist wichtig, den Frauen auf dem Weg zur Mutterschaft einen **stabilen und vertrauten Bezugspunkt** anzubieten. Dies kann nur von einer Person geleistet werden, die mit der Schwangeren eine therapeutische Beziehung eingeht und die **in jeder Phase** der Schwangerschaft, Geburt und der Zeit danach unterstützend präsent ist.
- Um die Angst und den Schmerz zu reduzieren und das Vertrauen zu steigern muss diese Person **Sicherheit vermitteln** und – wenn nötig – physiologische und psychologische Hilfsmittel zur Verfügung stellen sowie das Empowerment der Frau unterstützen. Damit wird ein positiver Verlauf dieser ereignisreichen Lebensphase gefördert und damit auch die Gesundheit im allgemeinen. Hebammen sind die Fachfrauen für die Begleitung dieser Prozesse.
- Gleichzeitig erfordert eine derartige kontinuierliche Betreuung die **Arbeit in kleinen Hebammenteams**. Dadurch haben die Hebammen die Möglichkeit, sich bei regelmäßigen Treffen auszutauschen und gegenseitig zu unterstützen. Schwierige Situationen und komplizierte Fälle können hierbei ebenfalls bearbeitet werden. Wenn Hebammen sich auf diese umfassende und damit auch emotional berührende Art der Begleitung einlassen, so sind derartige **Supervisionstreffen** eine unverzichtbare Möglichkeit, das Erlebte zu verarbeiten und neue Energie zu tanken.

Der kritische Punkt: in unserer Arbeitswelt gibt es – genauso wie in unserer Gesellschaft insgesamt – die unterschiedlichsten Szenarien: es kann sein, dass Hebammen motiviert sind, dieses Modell von Unterstützung und Begleitung und von physiologischer Schmerzlinderung umzusetzen, sich aber schnell mit den Grenzen ihres Arbeitssystems konfrontiert sehen. In diesem Fall können sie die Frauen nicht wirklich gut unterstützen. Oder es gibt Frauen, die auf Hebammen treffen, die sich nicht emotional berühren und miteinbeziehen lassen möchten und sich deshalb hinter Formalitäten und Protokollen verstecken. Oder eine Frau, die diese radikale Konfrontation mit den eigenen Gefühlen bei einer natürlichen Geburt fürchtet und vermeiden möchte und sich deshalb einen Kaiserschnitt unter Vollnarkose wünscht, trifft auf eine Hebamme, die die natürliche Schmerzlinderung befürwortet und die Gebärende ihre Abneigung und ihr Unverständnis spüren lässt oder aber sie stark unterstützt, ihr Mut macht und sie motiviert für eine physiologische Geburt.

Das Wesen der Hebamme, ihr Arbeitsumfeld mit seinen Möglichkeiten und Grenzen und die Individualtät der Gebärenden sind die Faktoren, die bei der **Suche nach Lösungen** bedacht werden müssen. Ein sorgfältiges Abwägen der unterschiedlichen vorhandenen Möglichkeiten hilft der Schwangeren, den am besten zu ihr passenden Weg zu finden. Das macht nicht nur sie selbst zufrieden, sondern entlastet auch alle anderen Beteiligten.

Die Bedeutung des Umfeldes

Die ständige dynamische Wirkung des Umfeldes auf eine Person, ihre Physiologie und Psychologie ist ein wesentlicher Bestandteil des menschlichen Lebens. Man kann den Menschen niemals getrennt von seinem Umfeld betrachten. Er ist unterschiedlich, je nachdem, in welchem Umfeld er sich gerade befindet. Sowohl die Psychologen als auch die Architekten befassen sich mit „Umweltpsychologie".

Dieser Wissenschaftszweig untersucht die psychologischen und körperlichen Veränderungen beim Menschen abhängig von der Umgebung, in der er sich befindet.

Michel Odent erklärt diese Wirkung mit Hilfe der **neurophysiologischen Mechanismen** zwischen der Großhirnrinde (Bewusstsein) und dem archaischen Gehirn (Unbewusstsein). Die Reize der Umgebung, die die Großhirnrinde aktivieren (z. B. Licht, Lärm, laute Stimmen, Appelle an die Vernunft, Aktionen) erregen das sympathische Nervensystem und hemmen das archaische Gehirn. Die Einflüsse von außen hingegen, die das **archaische Gehirn** aktivieren (z. B. Dunkelheit, Intimität, leise Stimmen, Ruhe, keine Störungen und Bewegungen von außen) stimulieren den Parasympathikus und hemmen die Großhirnrinde. Es ist vergleichbar dem Tag-Nacht-Rhythmus. Tagsüber überwiegen Wachzustand, Aufmerksamkeit und Aktion, nachts Schlaf, Träume und Aktivität der inneren Organe. Das Vorherrschen des einen Zustandes hemmt die Tätigkeit des anderen. Und genau dieses Wechselspiel ist es, das für die Gesundheit entscheidend ist.

Während der Geburt wechseln diese beiden Zustände ständig ab (Wehe und Wehenpause), insgesamt überwiegt jedoch die Tätigkeit des archaischen Gehirns, das vom Schmerz und von der starken Hormonausschüttung stimuliert wird. Der Parasympathikus ist zuständig für die Öffnung und Ausdehnung. Er bringt das Kind auf die Welt. Eine Aktivierung der Großhirnrinde mit dem hemmenden Effekt auf das archaische Gehirn erschwert und behindert den Geburtsprozess.

Das äußere Umfeld

Das äußere Umfeld besteht aus der tatsächlich greifbaren natürlichen (oder unnatürlichen) Umgebung und den Menschen, die die Frau umgeben, sowohl Familie und Gesellschaft, als auch die Geburtsbegleiterinnen. Insgesamt bilden diese Faktoren das „Ökosystem", in dem die Frau lebt und ihr Kind wächst und geboren wird. Das Ökosystem der Frau hat Einfluss auf ihre Physiologie über den Mechanismus von Erregung und Hemmung auf die Großhirnrinde und das archaische Gehirn sowie die Erregung des Sympathikus.

> Wenn das äußere Umfeld ständig die Großhirnrinde stimuliert, entsteht bei der Schwangeren chronischer Stress.

Dieser ist verbunden mit der erhöhten Produktion von **Katecholaminen**, was für die Entwicklung der Schwangerschaft und des Kindes schädlich sein kann. Das endokrine System wird dadurch gehemmt und der vorgeburtliche Kontakt zwischen Mutter und Kind erschwert.

Während der Geburt wird die Dehnung des Muttermundes und insgesamt der Prozess des Sich-öffnens durch chronischen Distress erschwert; es werden **weniger Endorphine** ausgeschüttet, die Spannung bleibt auch in den Wehenpausen hoch und es kann zu einem schwierigen Geburtsverlauf mit verstärkten Schmerzen kommen.

> Ist das äußere Umfeld dagegen zu beruhigend und ohne Reize, so verläuft die Schwangerschaft zwar in hormoneller Hinsicht und das Wachstum des Kindes betreffend gut, aber die Frau neigt zu übertriebener Passivität.

Bei der Geburt kann das eine verminderte Gebärmutteraktivität mit passiver Dilatation bedeuten, mit der das Kind nicht auf die Welt gebracht werden kann.

Vom äußeren Umfeld gehen zahlreiche **unterschwellige Botschaften** aus (z. B. Gestik und Worte der Geburtsbegleiterinnen, die Einrichtung des Raumes, feine Veränderungen im Umgang miteinander), die das archaische Gehirn erreichen und dort die elektrische Ladung entweder erhöhen oder verringern, abhängig vom Wesen der Botschaft. Schwangere und gebärende Frauen können sehr viel leichter

beeinflusst werden als im nicht-schwangeren Zustand, somit ist auch ihre Empfänglichkeit für diese unterschwelligen Botschaften aus dem direkten Umfeld gesteigert. Oft können schon ein empathisches Verhalten, eine adäquate Ausdrucksweise und eine einfache Veränderung der Umgebung (Licht, Temperatur, Duft, Musik, u. a.) den Stress reduzieren, die Dynamik verändern und so den Geburtsverlauf und die Schmerzwahrnehmung positiv beeinflussen.

Das innere Umfeld

Das innere Umfeld setzt sich aus allen **zentral wirksamen Faktoren** zusammen: persönliche Erlebnisse und Erzählungen, kulturelle Voraussetzungen, soziale Werte. Eine stets starke Belastung mit unbewusstem emotionalen Ballast erhöht den zentralen Alarm gegenüber aufsteigenden Reizen und blockiert die Aktivierung der hemmenden absteigenden Mechanismen. Je unbewusster die Problematiken sind, desto größer ist die elektrische Ladung. Auch dies kann chronischen Stress verursachen mit ähnlichen physiologischen Folgen wie die vom äußeren Umfeld verursachten. Nur ist es schwieriger, ihnen beizukommen, um den Stress zu reduzieren.

Faktoren des äußeren Umfeldes können diese Problematik noch verstärken, da sie innere negative Erfahrungen wachrufen können (auch unbewusst oder für das Geburtshilfeteam nicht verständlich).

Für diese Situationen gibt es für uns Hebammen verschiedene Unterstützungsmöglichkeiten, die während der Schwangerschaft oder der Geburt angewendet werden können.

> **In der Schwangerschaft** können wir sowohl in den Geburtsvorbereitungskursen als auch bei der individuellen Begleitung mit den Frauen am Bewusstsein arbeiten. Wir können ihnen helfen, möglichst viele Erlebnisse, Ängste und frühere leidvolle Erfahrungen offenzulegen.

Erfahrungsaustausch in der Gruppe mit der Ermunterung der Kursleiterin, das Sprechen über eigene Erlebnisse und Empfindungen hat einen enormen Entlastungseffekt. Wie wir bereits gesehen haben, werden Ängste kleiner, indem man sie benennt und gleichzeitig erweitern sich die Strategien, sie zu beherrschen.

Positive Konditionierung durch tiefe Entspannung und Visualisationen aus der Tiefe können helfen, die hemmenden Reaktionen auf die absteigenden Schmerzbahnen zu aktivieren.

> **Während der Geburt** ist unser wichtigstes Hilfsmittel die professionelle empathische Beziehung.

Wir können die Spannung der zentralen Faktoren des Geburtsschmerzes überzeugend verringern und damit den Schmerz lindern, indem wir

- die Gebärende annehmen und ihr Sicherheit vermitteln
- ihr vertrauen und ihr erlauben, jederzeit ihre Gefühle auszudrücken
- vor allem die Entspannung in den Wehenpausen fördern, um die Endorphinausschüttung und den physiologischen Rhythmus der Geburt zu unterstützen

- die Gebärende motivieren, sich zu bewegen
- Personen von der Gebärenden fernhalten, die sie einschüchtern und an ihrem freien Ausdruck hindern könnten
- Jegliche Stimulation der Großhirnrinde vermeiden (durch gedämpftes Licht, Ruhe, keine störenden Fragen oder Anweisungen, ...)

Warmes Wasser kann ebenfalls den Adrenalinspiegel senken und dadurch den Schmerz lindern, es kann aber auch die Kraft mindern und den „fetus ejection reflex" hemmen.

Trotz alledem gibt es Situationen, in denen wir **keinen Zugang zur Gebärenden** finden, z. B. wenn Frauen keinen Austausch mit anderen Schwangeren hatten, wenn sie die Hebamme nicht kennen oder so spät ins Krankenhaus kommen, sodass wir aus organisatorischen Gründen keine Möglichkeit mehr haben, eine empathische Beziehung zu ihnen aufzubauen.

> Für solche Fälle kann die **medikamentöse Schmerzbekämpfung** eine wichtige therapeutische Hilfe darstellen und sollte jederzeit verfügbar sein.
> Wichtig ist, dass die Hebamme sich immer über die Situation und die Gründe für das Unwohlsein der Frau im Klaren ist und Möglichkeiten prüft, etwas daran zu ändern.

Tab. 4.2 Auswirkungen von emotionalem Stress in der Schwangerschaft (Relier 1994)			
	niedriges Stessniveau	mittleres Stessniveau	hohes Stessniveau
Frühgeburten	4 %	17 %	16,5 %
Schwierige Geburtsverläufe	12,7 %	17 %	25 %
Kranke Neugeborene	4,2 %	12,5 %	13,8 %
Neonatale Störungen (Speien, Erbrechen, Unruhe)	9,4 %	13,8 %	37,5 %
Schwierige Kinder (Schlafstörungen, Ernährungsprobleme, krampfhafter Schluckauf)	31,6 %	50 %	76 %

Auswirkungen von chronischem Stress in der Schwangerschaft

Das Stresshormon Kortisol ist plazentagängig, wird aber von plazentaren Enzymen unwirksam gemacht. Bei chronischem Stress funktioniert dieser Schutzmechanismus nicht mehr ausreichend.

Auswirkungen auf die Mutter und die Plazenta:

- Durch die Verengung der Gefäße wird die Durchblutung der Plazenta verringert
- Die Synthese der Plazentahormone wird gehemmt, besonders die der Östrogene (die dafür verantwortlich sind, dass bis zu 50 × mehr Blut durch die Plazenta fließen kann), des Progesterons (das die Gebärmutterkontraktionen verringert) und der Prostaglandine (die eine wichtige Rolle für den Tonus der Plazentagefäße spielen).
- Am Anfang der Schwangerschaft hat Stress eine andere Wirkung als am Ende. In den ersten beiden Trimestern wächst die Plazenta schneller als das Kind und schafft die Grundlagen für dessen weiteres Gedeihen.
- Stress in den ersten beiden Trimestern bedeutet eine verringerte Plazentaausbildung und damit ein verzögertes symmetrisches und allgemeines Wachstum des Kindes.
- Im dritten Schwangerschaftsdrittel führt er zu mangelndem Blutfluss in der Plazenta und damit zu asymmetrischer Wachstumsretardierung einzelner Körperteile. Diese Art von Wachstumsretardierung ist vererbbar an die nachfolgenden Generationen.
- Mütterlicher Stress verursacht sämtliche Symptome des Sympathikus (Erregung, angstvolle Unruhe, Oberflächlichkeit, Wachheit, Hyperaktivität, Trockenheit der Schleimhäute, verstärkte Gebärmutterkontraktionen usw.).
- Das Immunsystem wird geschwächt (Hemmung der T-Lymphozyten, der Eiweißsynthese und damit auch der Antikörper, verminderte Funktion der Lymphozyten und weißen Blutkörperchen); die Lymphozyten selbst können ACTH produzieren.
- Die Produktion von Endorphinen und Somatotropinen wird gehemmt.

Auswirkungen von Stress auf das Kind:

- Neuroimmun-Modulation: beeinflusst das primäre Anpassungssystem (schädigt die Thymusdrüse)
- Symetrische oder asymetrische Wachstumsretardierung
- Nach der Geburt: Übererregbarkeit, häufiges Spucken, Verhaltensauffälligkeiten, Kränklichkeit etc.
- Fötale Kompensationsmechanismen:
  + Erhöhung des fötalen Hb-Wertes
  + Verringerung der Durchblutung in der Peripherie, dem Verdauunssystem, der Leber und den Nieren
  + Verringerung der fötalen Bewegungen und Atembewegungen
  + Verringerung der fötalen Herzfrequenz und Steigerung des Blutausstoßes vom Herzen
  + Verringerung der REM-Schlafphasen (grundlegend wichtig für die Entwicklung des Gehirns)

Auswirkungen von chronischem Stress während der Geburt

Es ist wichtig, zwischen chronischem und akutem Stress zu unterscheiden.

Während **akuter Stress** stimulierend, aktivierend und vitalisierend wirkt und für den Geburtsfortschritt notwendig ist, wirkt **chronischer Schmerz** hemmend und ist gefährlich für die Gesundheit von Mutter und Kind.

Werden **Katecholamine** kontinuierlich ausgeschüttet, so stimulieren sie die Beta-Rezeptoren der glatten Muskulatur und verhindern deren Erregbarkeit. Werden Katecholamine stoßweise ausgeschüttet (wie beim akuten Stress), so regen sie die Alpha-Rezeptoren an und erhöhen somit die Erregbarkeit des Myometriums. Wesentlich für die Unterscheidung zwischen den beiden Stressarten ist das Kriterium des **Rhythmus**. Akuter Stress zeigt sich polar und rhythmisch mit hohen Spitzenwerten und wechselt mit tiefer Entspannung und Wohlbefinden ab. Chronischer Stress verläuft dagegen linear, konstant, ein Wechsel zwischen An- und Entspannung ist kaum zu beobachten.

Auswirkungen auf die Natur des Schmerzes

- spastischer, akuter Schmerz mit ablehnenden Reaktionen (Nichttolerieren, Rückzug, sich Verschließen)
- Tendenz zum Chronischwerden des Schmerzes

Hormonelle und neurophysiologische Auswirkungen

- starke Stimulation von ACTH mit kontinuierlicher Ausschüttung und daraus folgender Hemmung der Ausschüttung von Oxytocin, Endorphinen, Prolaktin sowie verringerter Reaktionsfähigkeit des Immunsystems
- Durch die erhöhte Spannung im Becken wird die Durchblutung der Gebärmutter verschlechtert und dadurch auch die Informationsübermittlung durch Hormone und Neurotransmitter vermindert

Auswirkungen auf die Uterusaktivität

- Hyperaktivität der Gebärmutter mit hoher Amplitude und starkem Schmerz
- Sekundäre Wehenschwäche aufgrund des fehlenden paradoxem Oxytocinreizes
- Hypertonie der Gebärmutter, starke Wehen mit fehlender Entspannung während der Pausen und fortdauerndem Schmerz
- Blockade des funktionellen Zusammenspiels von Gebärmutterkörper und -hals, daraus folgend Geburtsstillstand während der Eröffnungsphase

Auswirkungen auf den Gebärmutterhals

- schmerzhaftes und krampfartiges Zusammenziehen der Zervix
- verspanntes unteres Uterinsegment

Auswirkungen von chronischem Stress während der Geburt

Auswirkungen auf die Einstellung des Kindes und die Geburtsmechanik

Erhöhte Spannung im Becken:
- Die Verspannung und Verkrampfung der Beckenbänder führt zur Verkleinerung der Beckenmaße
- sie bewirkt, dass der kindliche Kopf nicht ins kleine Becken eintritt, dadurch erfolgt kein wesentlicher Geburtsfortschritt

Verspannung und Verkrampfung der Mutterbänder:
- mit daraus resultierendem Verlust der richtigen Geburtsachse (Kind – Geburtskanal)
- führt zu Asynklitismus und Deflexionshaltungen

Angespannter Beckenboden:
- durch eine angespannte, verkrampfte Beckenbodenmuskulatur verengen sich Beckenmitte und Beckenausgang
- verursacht Schmerzen im Becken, verhindert die Rotation des Kindes, führt zu Einstellungsanomalien und Geburtsstillstand in Beckenmitte
- verlängert die Austreibungsperiode, macht sie schmerzhafter, verhindert den „fetus ejection reflex" und führt zu Dammrissen oder Episiotomie (iatrogen)

Auswirkungen auf die inneren Organe

- Stuhl- und Harnverhaltung
- häufiges oder andauerndes Erbrechen

Auswirkungen auf die Plazenta

- Siehe „Stress während der Schwangerschaft"

Auswirkungen auf das Kind

- motorische Unruhe mit nachfolgender Verlangsamung oder sogar Einstellung der aktiven Kindsbewegungen
- Tachykardie, variable Dezelerationen, Verminderung der Atembewegungen, Azidose
- bei der Geburt Asphyxie, Anpassungsschwierigkeiten an das extrauterine Leben

Auswirkungen auf das mütterliche Verhalten

- Wach- und Aufmerksamkeit, überhöhte geistige Präsenz, Ruhelosigkeit, Aufregung, Resignation, Passivität
- Angst, Furcht, Tendenz zu Flucht und Rückzug, ständiges Bitten um Hilfe, Abhängigkeit, starre Körperhaltung und Unbeweglichkeit, Verlangen danach, sich ins Bett zu legen und zu schlafen (Rückzug), extreme Schmerzreaktion (entsetzliche Angst)

Klinische Anzeichen für das Vorhandensein von chronischem Stress

- erhöhte Körpertemperatur oder Frösteln
- bleiche Haut, trockene Schleimhäute, säuerlich riechender Schweiß
- aufgerissene Augen, Ausdruck von Angst
- zusammengezogene Vagina, rigide Zervix, Probleme beim Wasserlassen
- schmerzhafte Kindsbewegungen

5 Die Rolle des Partners beim Umgang mit dem Geburtsschmerz

Für einen Mann ist es in der Regel schwer, ohnmächtig seiner Lebensgefährtin in ihrem Leiden zuzusehen. Es fehlen ihm die biologischen Voraussetzungen und in unserer westlichen Gesellschaft auch sämtliche kulturellen und spirituellen Voraussetzungen, um eine derartige Lebenserfahrung verstehen, akzeptieren und teilen zu können. Der Mann, der sich entscheidet, seine Partnerin bei der Geburt zu begleiten (was heutzutage oft eher eine Pflicht als eine freie Wahl ist), muss bereit sein, die **Grenzen zwischen männlicher und weiblicher Erlebniswelt** zu überschreiten und sich auf unbekanntes Terrain zu begeben. Es ist das fremde Terrain der unbewussten Gefühle, Impulse und Instinkte, die dem Element Wasser zugehörig und damit zutiefst weiblich sind (s. S. 80).

In **alten Zeiten** und in **anderen Kulturen** wurde einem werdenden Vater diese Grenzüberschreitung, die eine Bedrohung seiner Männlichkeit darstellt, durch **soziale Rituale** erleichtert. Zu diesem Zweck musste er sich vorübergehend in eine Frau „verwandeln", indem er weibliche Kleidung anzog oder mit den Frauen den Alltag und die Mahlzeiten teilte. Das ging so weit, dass er manchmal sogar die Wehen auf sich nahm und anstelle der gebärenden Frau sich vor Schmerzen krümmte und stöhnte. So wollte er seine Frau vor negativen Einflüssen schützen, sein Einfühlungsvermögen zeigen und die Erfahrung mit ihr zu teilen.

Nach der Geburt musste sich der frisch gebackene Vater Ritualen zur Wiedererlangung seiner Männlichkeit unterziehen, um dadurch seine persönliche und soziale Stellung als Mann zurückzugewinnen. Diese rituellen Handlungen waren Ausdruck der Ängste von Mann und Frau bei der gemeinsamen Bewältigung des Geburtserlebnisses und schützten beider Unversehrtheit.

Heutzutage sind nur mehr die Ängste geblieben: Viele Frauen scheuen sich, vor ihrem Mann ihre instinkthaftesten und verborgensten Gefühle vollständig und frei auszudrücken, weil sie Angst haben, nicht mehr begehrt zu werden. Viele Männer dagegen fürchten, ihre sexuelle Potenz zu verlieren, wenn sie bei der Geburt dabei sind und das Erlebnis mit ihrer Partnerin teilen. In der Tat trennen sich viele Paare in den ersten 3 Jahren nach der Geburt eines Kindes.

Was also können wir davon in unsere heutige Kultur übernehmen?

Wir sollten uns überlegen, was es heutzutage für einen Mann bedeuten kann, bei der Geburt in „weibliche Kleider" zu schlüpfen, sich in die ihm fremde Polarität zu begeben und wie er nach der Geburt bewusst wieder seine „männliche Kleidung" anziehen und in seine eigene Polarität zurückkehren kann. Da uns dazu soziale Rituale fehlen, muss individuell nach neuen Modellen gesucht werden.

Wenn die **Geburt in einer konventionellen Klinik mit hoher technischen Ausstattung** stattfindet, das heißt in einem von männlichen Normen geprägten Szenario, dann bleibt der Mann meist Zuschauer und wird sich vielleicht sogar als Konkurrent des Arztes fühlen. Je intensiver der Geburtsschmerz wird und je mehr seine Partnerin ihn ausdrückt, desto verlorener fühlt der Mann sich. Er verspürt das dringende Bedürfnis, etwas zu tun. Er fleht um Hilfe, fordert ein Eingreifen und verbleibt somit in **männlichen Handlungsstrukturen**. Er wird immer besorgter, steht unter übermäßiger Spannung und lässt sich von den technischen Geräten einschüchtern. Dadurch stört er seine Partnerin in ihrer Konzentration und/oder ist unfähig, wirklich präsent zu sein und mit ihr zu kommunizieren. Das Umfeld bestimmt hier stark seine Rolle.

> Findet die **Geburt** dagegen **in einem intimeren Umfeld** statt (ruhiges Einzelzimmer, wenig sichtbare Technik, gedämpfte Beleuchtung, bekannte Umgebung, wohnliche Atmosphäre), findet der Mann leichter in seine Rolle als liebevoller Partner.

Eine **Betreuung nach weiblicheren Maßstäben** wird es ihm erlauben, sich dementsprechend auszudrücken. Er kann die Wehen begleiten, indem er versucht, seiner Frau Erleichterung zu verschaffen. Er teilt mit ihr den akuten Stress jeder Wehe und kann sie in den Pausen liebevoll aufnehmen und ihr helfen auszuruhen.

Es gibt eine Phase während der Geburt, wenn der **Muttermund 7–9 cm** weit geöffnet ist, in der es für alle schwierig ist, die Gebärende zu begleiten: der Schmerz ist sehr heftig, sein Ausdruck hemmungslos und zutiefst emotional. Die Frau befindet sich in einem Zustand maximaler Öffnung und drückt ihr Innerstes aus, oftmals auch völlige Erschöpfung, am Ende ihrer Kräfte. Dies ist der Moment der Transformation, der Kapitulation, der Hingabe, der Angst, des symbolischen Todes des alten „Ichs" und gleichzeitig auch der Moment der Stärkung, in dem die Gebärende bisher ungeahnte **neue Kräfte** aktiviert. In Wirklichkeit wird dieser Prozess von den Endorphinen kräftig kompensiert und der intensive Ausdruck des Schmerzes entspricht nicht der Intensität seiner Wahrnehmung.

> *Tipp* Es ist absolut wichtig, dass die betreuenden Hebammen und der Partner diese Übergangsphase nicht stören, sondern mit ermutigenden Worten auf die Hilferufe der Frau und ihre Behauptung, es nicht mehr schaffen

> zu können, reagieren. Wohl wissend, dass dies der wichtigste Augenblick der Geburt ist und die Gebärende bald wieder Kraft und Freude finden wird.

Die beste Art und Weise, diese Phase zu begleiten, ist es, wenn der Partner **einfach da** ist, offen und empfänglich (weibliche Qualitäten) und der totalen emotionalen Öffnung seiner Frau mit seiner eigenen **Offenheit und Empfänglichkeit** begegnet, vergleichbar der Hingabe beim Sex. Die Angst auch der Frau, sich zu verlieren, kann so vom Paar geteilt und gemeinsam überwunden werden. Wenn der Mann als sexueller und emotionaler Partner anwesend ist, kann er dadurch die Öffnung der Frau gegenüber dem gemeinsamen Kind unterstützen. Denn er weiß, wie er ihr Vertrauen und ihre Hingabe fördern kann.

Wenn das nicht möglich ist, kann es passieren, dass dieser spezielle Augenblick von **Passivität und Angst während der Übergangsphase** beim Partner Gefühle von Ohnmacht und Verzweiflung wachruft. Verarbeitet er diese Gefühle auf männliche Art und Weise, dann wird er das dringende Bedürfnis verspüren, einzugreifen und wird die Geburtshelfer zum Handeln drängen. In diesem Fall oder wenn dieser Moment für den Mann gar zu unerträglich ist, ist es besser, wenn er sich eine Weile zurückzieht und den Raum verlässt, bis seine Frau die Übergangsphase überstanden hat und in die Austreibungsphase kommt.

> Es ist die Aufgabe der Hebamme, eine hilfreiche Atmosphäre zu schaffen und den Partner auf diesem Weg zu unterstützen, Gefühlsäußerungen zu erlauben und ihn mit Hilfe ihres Wissens über den Geburtsverlauf zu leiten und ihm genauso Unterstützung anzubieten wie der Gebärenden.

Wenn der Mann bei der Geburt seines Kindes direkt beteiligt ist, kann er den Vorgang teilweise sogar biologisch durchleben. Auch er schüttet rhythmisch **Adrenalin** aus, wenn er die Anstrengung der Wehen mit seiner Partnerin teilt und produziert **Endorphine**, wenn er sich mit ihr zusammen in den Pausen entspannt. Auf diese Weise kann auch er eine tiefe Befriedigung erleben und schafft so eine **gute Voraussetzung für das Bonding** mit seinem Kind. Wenn er im Augenblick der Geburt des gemeinsamen Kindes emotional geöffnet ist und frühzeitig Hautkontakt mit dem Neugeborenen hat, dann produziert auch der Mann eine gewisse Menge von **Prolaktin**. Dies fördert ein fürsorgendes und zärtliches Verhalten.

In der ersten Zeit nach der Geburt kann all dies zu einer **Identitätsverwirrung** führen (Männliche Überlegungen darüber, wie die eigene Polarität oder männliche Eigenheit nach solch einem Erlebnis wiedergefunden und neu definiert werden kann, könnten sehr interessant sein). Die Frauen sollten jetzt tolerant sein, wenn der Partner sich zeitweise etwas von der Fürsorge zurückzieht. Für das gesunde Miteinander eines Paares ist es unabdingbar, dass sich nach einem so tiefgreifenden gemeinsamen Erlebnis jeder in seiner Eigenheit neu definiert. Das bedeutet nicht, den Zusammenhalt oder die Gemeinsamkeit aufzugeben, sondern lediglich, neben der Dimension des Paares auch wieder die der Individualität herzustellen.

Zusammenfassend gesagt, kann der Geburtsschmerz beim Partner Stress, Anspannung oder Furcht auslösen oder aber die Gelegenheit einer tiefen gemeinsamen Erfahrung und des Kennenlernens seiner weiblichen Seite sein sowie ein Katalysator der eigenen Identität und der als Paar.

6 Geburtsschmerz als Thema im Geburtsvorbereitungskurs

Bei der **Wahl der Methoden und Inhalte eines Geburtsvorbereitungskurses** können wir uns an zwei Voraussetzungen orientieren: Wir können entweder Frauen vorbereiten, die schon genau wissen, auf welche Art sie gebären möchten, und ihnen Informationen und geeignete Übungen anbieten oder aber wir können mit Gruppen von unterschiedlich orientierten Frauen arbeiten, ihre Bedürfnisse aufgreifen und ihnen verschiedene Hilfsmittel anbieten, mit denen sie experimentieren können. Die Wahl hängt sowohl vom Ort des Kurses (z. B. Krankenhaus, Hebammenpraxis, Familienbildungsstätte, Groß- oder Kleinstadt, Dorf) als auch vom bevorzugten Konzept der Kursleiterin und von der Nachfrage der Frauen ab.

Bei einer **aktiven Geburtsvorbereitung** bieten wir keine „Erfolgsrezepte" an, weder Atem- noch andere Techniken. Unsere Arbeit zielt in eine einzige Richtung: die Frauen sich selbst und ihrem archaischen Wissen wieder näher zu bringen. In Bezug auf das Thema „Umgang mit Schmerz" bedeutet das: **die Schmerzbahnen befreien und sie in die Lage versetzen, auf physiologische Art und Weise zu funktionieren.**

Die Wertigkeit des Schmerzes verändern

Als Eintrittspforte in die Arbeit mit dem Schmerz nutzen wir die **wissend-bewertende Dimension.** Wir haben bereits gesehen, wie kulturelle Faktoren dem Geburtsschmerz eine negative Bedeutung verleihen: unnötiges Leiden, Bestrafung, Kontrollverlust, negativen Kräften ausgeliefert sein, der Preis, der für ein Kind bezahlt werden muss, eine Gefahr für die eigene Unversehrtheit und Gesundheit, gefährlich auch für das Kind, usw. Diese Bewertungen bringen das affektiv-motivierende System dazu, dem Schmerz mit Abneigung und Reaktionen von Flucht und Rückzug zu begegnen. Gleichzeitig veranlassen sie das sensorisch-unterscheidende System, die Schmerztoleranz zu senken.

Wenn wir in den Kursen über die kulturellen Aspekte des Geburtsschmerzes diskutieren und seine Funktion und die Erfahrungsmöglichkeiten, die er bietet, hervorheben, dann können wir auf der kognitiven Ebene seine Wertigkeit verändern.

> Wenn sich die Einstellung ändert, mit der die Frau das Phänomen Schmerz interpretiert und annimmt, dann ändert sich auch seine Wahrnehmung: die Schmerztoleranz erhöht sich.

Auch die **Gefühlsreaktionen** verändern sich: der Schmerz wird mit einer positiven Bewertung wahrgenommen, als Kraft, als Rhythmus, als Welle, als Anstrengung, als „guter Schmerz" o. ä. , in einigen wenigen Fällen wird der Schmerz sogar beinahe als angenehm empfunden. Es gibt keine abwehrenden Reaktionen wie Missfallen, Flucht und Rückzug. Das affektiv-motivierende System schickt beruhigende Reize an das retikuläre System, das wiederum hemmende absteigende Reize an die Hinterhörner des Rückenmarks sendet und damit nochmals die Schmerzwahrnehmung (sensorische Afferenz) verringert. Dadurch wird die **Endorphinausschüttung** angeregt und das Befriedigungsgefühl der Frau verstärkt.

Die Wertigkeit des Schmerzes zu verändern stellt also für die Frau eines ihrer **endogenen** (körpereigenen) Hilfsmittel dar, eine ihrer Ressourcen. Es gehört zu ihrer biologischen Kompetenz, durch eine einfache Arbeit auf der kognitiven Ebene die Chemie ihres Körpers und einige seiner wichtigsten neurophysiologischen Funktionen zu verändern.

Praktisches Vorgehen

Dieses Thema kann im Geburtsvorbereitungskurs in der Gruppe diskutiert werden. Man kann dabei folgendermaßen vorgehen:

> 1. Sammeln der Schmerzerfahrungen der teilnehmenden Frauen und Männer und ihres spezifischen kulturellen Hintergrundes.

Das Gespräch kann mit einer einfachen **Frage** eröffnet werden: Was denken Sie über Schmerz? Welches Gefühl herrscht vor, wenn Sie an Schmerzen denken? Was hat Schmerz für Sie in anderen Lebenssituationen bedeutet? Wie stellen Sie sich Geburtsschmerz vor?

Jede Teilnehmerin sollte zu Wort kommen. Brainstorming, Arbeitsgruppen, anonyme Zettel o.ä. sind ebenfalls Techniken, mit denen wir arbeiten können. Die Kursleiterin trägt dann die verschiedenen Aussagen zusammen. Beispiele:

Gelenkter Tagtraum zu Schmerzerinnerungen aus verschiedenen Lebensphasen
(Kindheit, Jugend, Erwachsenenleben)

- Versuch, sich jeweils genau an ein Erlebnis von körperlichem oder seelischem Schmerz zu erinnern: wie fühlte der Schmerz sich an, wie groß war er, was war die erste Reaktion darauf?
- Was oder wer hat geholfen, mit dem Schmerz klarzukommen? Welche Rolle spielte der Körper, welche der Verstand?
- Welches Gefühl herrschte vor, als der Schmerz überstanden war?
- Welche Unterschiede gibt es im Umgang mit Schmerz in den jeweiligen Lebensphasen? Was ist gleich geblieben?
- Welche Unterstützung hätte es vielleicht gebraucht, um dem Schmerz anders begegnen zu können?
- Welche sind die (vielleicht vergessenen) Ressourcen?

Sammlung von erfolgreichen „Schmerzmitteln"

Auf einem großen Plakat werden die verschiedenen Strategien, mit Schmerz umzugehen, gesammelt, die die Kursteilnehmerinnen kennen und hilfreich finden. Meist wird die Liste in kurzer Zeit sehr umfangreich und es ist beeindruckend, welche Möglichkeiten wir in uns selbst haben, ohne medizinische Hilfe in Anspruch nehmen zu müssen (s. S. 70).

Als wirksam erlebte „Schmerzmittel"

- Ablenkung, an etwas Schönes denken, nicht an den Schmerz denken
- Sich auf die Zeit freuen, wenn der Schmerz vorbei sein wird, Hoffnung, Abwarten
- Schmerz (r)ausatmen, wegblasen, bewusstes Atmen und Entspannen, tiefes Atmen
- zum Schmerz hinatmen, in den Schmerz hineinatmen, gedanklich in ihn hineingehen
- den Schmerz auf den Punkt bringen, den Schmerz bewusst spüren („wo genau, wie groß ist er?")
- Wach sein, sich auf die direkte Umgebung konzentrieren, den Schmerz wegstreiche(l)n
- Sich auf den Schmerz konzentrieren, damit er sich lösen kann
- das Wissen, ich bin stärker als der Schmerz (→ den Schmerz in die Ecke drängen)
- das Wissen um die begrenzte Dauer, die Ursache kennen, sich auf die Ursache konzentrieren
- sich auf den positiven Vorgang konzentrieren, der vom Schmerz begleitet wird
- den Schmerz klein reden („es könnte noch viel schlimmer sein!"), sich mit ihm auseinandersetzen
- den Sinn des Schmerzes verstehen, den Schmerz akzeptieren, sich ihm hingeben, ihn kommen lassen, damit er wieder gehen kann (Anspannung – Entspannung)
- sich Licht am Ende eines Tunnels vorstellen („irgendwann ist der Schmerz vorbei")
- den Schmerz gedanklich weich einhüllen („Katze rollt sich um den Schmerz")
- sich eine weite Landschaft vorstellen, in der der Schmerz sich verliert
- das schmerzhafte Körperteil gedanklich isolieren, nicht schmerzende Teile bewusst entspannen
- schöne Worte hören, sich schöne Worte vorstellen (von angenehmer Stimme gesprochen)
- den Schmerz als Teil von sich selbst betrachten, Schmerz = Begegnung mit dem ICH
- einen Punkt fixieren, in die Ferne sehen, sich mental vom Schmerz entfernen
- sich nicht bewegen, um den Schmerz nicht zu verändern (Schonhaltung)
- sich bewegen, um den Schmerz zu verändern

- rhythmisches Bewegen, Wippen, Hüpfen, Schütteln, Tanzen, Lockern, im Kreis rennen
- schlafen, ruhen, meditieren
- warm baden (Vorstellung, der Schmerz verteilt sich, geht nach außen, verwässert)
- Wärmflasche, warmer Dampf
- Kühlelement, kalter Umschlag
- Düfte, Musik
- sich nicht vom Schmerz überrollen lassen (im richtigen Moment in die Welle reinspringen)
- Bejahung, dem Schmerz erlauben, dass er da sein darf (auch wichtig für die Begleitenden)
- Zugedeckt werden, eine schützende Hülle um sich spüren, nicht alleine sein
- sich verkriechen, einmummeln, alleine sein, ungestört sein, sich nicht ablenken lassen
- jammern, stöhnen, seufzen, schreien, heulen, schluchzen, singen, tönen, schimpfen
- getröstet werden, bemitleidet werden, gepflegt werden, Zuspruch („du schaffst das!")
- Hand halten und dadurch die Kraft und Sicherheit von jemandem anderen spüren
- Hand auflegen (die eigene oder die von jemandem anderen)
- den Schmerz weitergeben, Schmerz (mit-)teilen, sich auf den Gegenpol konzentrieren
- fester Druck auf die schmerzende Stelle, Reibung, Massage der schmerzenden Stelle
- fester Druck auf eine andere Körperstelle, Gegenschmerz erzeugen
- Körperkontakt, in den Arm genommen werden, gestreichelt werden, Rückenstärkung
- Rituale („Heile heile Segen...", blasen,...), Mutter
- sich schon vorher auf den Schmerz einstellen
- die Füße massiert bekommen, den Schmerz gedanklich über die Füße in die Erde fließen lassen
- die Augen schließen, Dunkelheit, Dämmerung, schlafen, sich wegträumen
- heißer Tee, Essen, Schokolade
- in der Natur spazieren gehen, frische Luft atmen, Erde unter den Füssen spüren
- offen sein für die Bedürfnisse des Körpers, sich darauf einlassen, ihnen nachgehen

2. Vermittlung neuer Kenntnisse über die Physiologie des Schmerzes.

Sicherlich ist es weder möglich noch sinnvoll, über die Qualität von Schmerzempfindungen zu sprechen oder eine Erfahrung vorwegnehmen zu wollen, die doch eine sehr individuelle ist. Aber wir können mit einfachen Worten die physiologischen Mechanismen des Schmerzes vermitteln, seine **Schutz- und Selbsterfahrungsfunktion**. Die Frauen bekommen so die Möglichkeit, im Geburtsschmerz einen positiven Sinn zu sehen, seine Bedeutung für ihre Entwicklung und ihr Wachstum zu erkennen und dann eine aktive Wahl zu treffen anstelle einer passiven.

Um bei den Frauen eine tiefgreifende Motivation anzuregen, den Geburtsschmerz aktiv anzugehen, müssen wir ihnen helfen, ihre ureigenen, verborgenen Bedürfnisse zu erkennen, die durch die Erfahrung des Schmerzes befriedigt werden können. Einige dieser **positiven Bilder**, die von Kursteilnehmerinnen geäußert werden, könnten sein: der Schmerz als Herausforderung, als eine Kraftprobe und ein Kraftspender, eine große Selbstprüfung, als ein Quell der Erkenntnis, das Erleben eines Mysteriums, als ein Wegweiser, das Durchleben der Trennung vom Kind, Schutz, Unabhängigkeit etc.

3. Prüfen, was von den Teilnehmerinnen aufgenommen worden ist.

Am Ende der Ausführungen geht das Wort zurück an die Gruppe. Die Eröffnungsfrage zur Diskussion könnte sein: Wie denken Sie nun darüber? Hat Sie eine meiner Äußerungen besonders betroffen? Haben Sie etwas nicht verstanden? Hat Ihnen etwas besonders gefallen? Wo sind Sie anderer Meinung? Ist eine solche Deutung des Geburtsschmerzes für Sie vorstellbar? Was brauchen Sie dafür noch?

4. Vorstellung von spezifischen Hilfsmitteln und der anderen Dimensionen des Schmerzes.

Dieses Thema kann nicht ausschließlich auf rationalem Weg behandelt werden. Es ist nötig, auf allen Schmerzdimensionen zu arbeiten und somit bieten sich Gruppen-Körperarbeit (Erfahrungs-Dimension) und Entspannungsübungen (unbewusste und persönliche Dimension) an.

Die Frage der Freiheit

Der größte Teil der Frauen in den westlichen Gesellschaften hat eine Vorstellung von Geburt, die irgendwo in der Mitte zwischen dem technologischen Modell und einer vollkommen natürlichen Geburt liegt. Sie halten das Gebären im Krankenhaus für sicher und einige der Routinemaßnahmen für notwendig oder erträglich, möchten aber informiert werden und selbst entscheiden oder an den Entscheidungen der Geburtshelfer wenigstens beteiligt sein. Sie teilen im wesentlichen das technologische Modell oder stellen es zumindest nicht grundlegend in Frage. Auch deshalb, weil es dasjenige Modell ist, nach dem das gesellschaftliche Leben und die Arbeitswelt geregelt sind. Sie wünschen sich lediglich eine **stärkere aktive Beteiligung innerhalb dieses Systems**, um es somit subtil zu verändern. Ihre Zufriedenheit und der „Erfolg" der Geburt hängen weniger davon ab, wie die Geburt selbst verläuft, als vielmehr von dem Maß, in dem der Geburtsverlauf ihrem Wertesystem und ihren Erwartungen entspricht und wieviel Kontrolle und Entscheidungsgewalt sie über ihn haben.

Diese Frauen definieren ihre eigene Freiheit entsprechend dem **Maß an persönlicher Macht** gegenüber der Macht des Betreuungspersonals oder der entsprechenden Institution und dem Maß, in dem sie diese Macht angemessen behaupten können. Die Wahlfreiheit orientiert sich am eigenen Wertesystem.

Freiheit ist somit **kein absolutes Konzept**, sondern ist an persönliche Empfindungen gebunden, um eine den eigenen Ansprüchen und dem Kenntnisstand entsprechende Entscheidung treffen zu können. Freiheit bezieht sich immer auf das Maß an Freiheit, das die Frau begehrt oder das sie sich in ihrer derzeitigen Lebensphase zugesteht.

Es gibt allerdings grundsätzliche Freiheiten, die für uns Menschen von so großer Bedeutung sind, dass sie auch in den Verfassungen demokratischer Staaten Erwähnung finden. Eine von ihnen ist das **Recht auf die Unversehrtheit des eigenen Körpers.** Wir können also frei über jeden medizinischen Eingriff an unserem Körper entscheiden. Ausnahmen sind nur Notfälle und in manchen Ländern Pflichtimpfungen.

> Sich während einem körperlich so intensiven Ereignis wie einer Geburt nicht frei bewegen zu können oder in Positionen gezwungen zu werden, die gesundheitsschädlich sind, ist eine Verletzung menschlicher Grundrechte.

Wird eine Gebärende vor jedem Eingriff, der sie oder ihr Kind betrifft, nicht ausgiebig in die Entscheidungen mit einbezogen, so verstößt das gegen die gesetzlichen Regelungen der Einwilligungspflicht. Innerhalb der ritualisierten Routine der klinischen Geburtshilfe lässt sich dies aber nur schwer vermeiden. Eine kritische Hinterfragung entsprechender Behandlungsmaßnahmen und rituellen Klinikabläufe sollte unbedingt Teil der Information in jedem Geburtsvorbereitungskurs sein.

Der kritische Punkt: Wer entscheidet, wieviel Freiheit einer Frau in einem der wichtigsten und schwerwiegendsten Momenten ihres Lebens zugestanden wird? Kann das die Frau selbst bestimmen oder bestimmt das noch immer die Institution als Ausdruck und Instrument einer patriarchalen und technokratischen Gesellschaft, die die Körper der Frauen und somit auch deren Kraft kontrollieren will? Inwieweit sind sich die Frauen dieser Art von Kontrolle bewusst und inwieweit akzeptieren sie sie noch aufgrund eines tiefen Gefühles von Unzulänglichkeit, was ihre Reproduktionsfähigkeit betrifft?

Wenn die Frauen dieses Gefühl in eine **Forderung nach Unterstützung** verwandeln würden, die sie selbst kontrollieren können, könnten sie sich die grundlegenden Freiheiten bewahren und sie könnten sich das System zunutze machen, anstatt unter ihm zu leiden. Dies könnte eine Übergangsphase sein, eine schrittweise, aber notwendige Veränderung auf dem Weg zur Befreiung der Geburt und zur Stärkung des Selbstwertgefühls.

> Zur Freiheit erziehen – und zwar zu dem Maß an Freiheit, das die einzelne Frau für sich haben möchte – das ist die Aufgabe der Geburtsvorbereitung.

Das wichtigste Element hierbei ist eine **korrekte und umfassende Information,** was die Betreuung während der Geburt betrifft, die allgemeine Physiologie, die verschiedenen Geburtsorte (verschiedene Krankenhäuser, Praxis-, Haus- oder Geburtshausgeburt) und die verschiedenen Möglichkeiten der Schmerzbekämpfung mit ihren Vor- und Nachteilen. Dabei arbeiten wir stets auf der erkennend-bewertenden Ebene.

Wir können den Frauen im Kurs vorschlagen, einen „**Geburtsplan**" zu erstellen, was bedeutet, alles aufs Papier zu bringen, was sie sich an Betreuung im Rahmen eines physiologischen Geburtsverlaufes wünschen. Dies fördert das Bewusstwerden der eigenen Bedürfnisse. In der Diskussion darüber kann dann jede Schwangere für sich selbst die **Punkte** festlegen,

- **für die sie kämpfen würde**, weil sie ihre Grundbedürfnisse und ihre unverzichtbaren Freiheiten betreffen
- **über die sie verhandeln würde**, weil sie Bedürfnisse betreffen, die nicht existenziell sind und bei denen sie einen Kompromiss akzeptieren könnte
- bei denen es eine **Übereinstimmung** gibt zwischen dem Angebot des von ihr gewählten Geburtsortes und ihren eigenen Wünschen.

Möglichst viele übereinstimmende Punkte sind wichtig, weil es während der Geburt unabdingbar ist, der Umgebung voll zu vertrauen. Wenn es nur wenige übereinstimmende

Beispiel für einen individuellen Geburtsplan

Im Zusammenhang mit der Betreuung rund um die Geburt meines Kindes ist es mir wichtig, dass die mich betreuenden Menschen über meine Einstellung zu folgenden Themen informiert sind:

☐ Bewegungsfreiheit während der gesamten Geburtsarbeit: _____

☐ Umgang mit Schmerzen: _____

☐ Rasur, Einlauf: _____

☐ Essen und Trinken während der Geburt: _____

☐ Überwachung der kindlichen Herztöne: _____

☐ Gebärhaltungen: _____

☐ Rolle meines Partners oder anderer Begleitpersonen: _____

☐ Dammvorbereitung, Dammschnitt, Dammriss: _____

☐ Bonding-Phase, ungestörter Körperkontakt nach der Geburt: _____

☐ Vitamin-K-Gabe; Augenprophylaxe: _____

☐ Umgang mit dem Mutterkuchen: _____

☐ Stillen, Zufüttern, Schnuller: _____

☐ Rooming-in, Familienzimmer: _____

Zu folgenden Maßahmen und Eingriffen erteile ich meine Zustimmung nur nach ausführlicher Aufklärung und Rücksprache: _____

_____

_____

Punkte gibt, sollte die Wahl des Geburtsortes nochmals überdacht werden. Diesen Geburtsplan kann die Frau in den Mutterpass legen und zur Geburt mitbringen oder nach Möglichkeit schon vorher mit der Hebamme oder Ärztin im Krankenhaus besprechen.

> Für die Hebamme ist es wichtig zu akzeptieren, dass jede Frau selbst entscheidet, worüber sie verhandeln und wofür sie kämpfen möchte.

Es sind die **Frauen**, die mit ihren Forderungen das geburtshilfliche System langsam verändern werden. Gibt die Hebamme nur zurückhaltend Informationen, weil sie Angst hat, die Frauen „in eine Krise zu stürzen",

nimmt sie ihnen jede Möglichkeit der Wahl und somit auch der Freiheit. Gleichzeitig darf die Hebamme die Frauen nicht instrumentalisieren und ihnen die Verantwortung aufbürden, ein System zu verändern, das für die Frauen in seiner Logik mysteriös und unverständlich ist. Weil die **Hebammen** dieses System kennen, sollten sie an erster Stelle dafür verantwortlich sein, seine **Veränderung von innen her** in Gang zu bringen.

Die Wünsche der Frauen richten sich nach ihren persönlichen, individuellen Bedürfnissen; Änderungsvorschläge einer Hebammen sollten sich grundsätzlich an ihrer Professionalität orientieren und an der Qualität der Betreuung, die sie anbieten möchte.

Das Konzept der informierten Entscheidung

- **gründliche Information**, die auf aktuellen wissenschaftlichen Erkenntnissen beruht und auf einfühlsame, nicht einschüchternde Weise vermittelt wird
- **Aufklärung** über vorhandene Alternativen mit den jeweiligen Vor- und Nachteilen
- **Pro und Contra jeder Maßnahme** (unvoreingenommen): Vorgehensweise, Zweck, Vorteile, Folgen, Nebenwirkungen, Risiken
- **Die Frau selbst entscheidet** über die Art und das Ausmaß des Risikos, das für sie tragbar ist
- Detaillierte Beschreibung der **besonderen Punkte** einer jeden Wahl
- Sich vergewissern, dass die **Information verstanden** worden ist
- **Ausreichend Zeit**, um die körperlichen, psychischen und emotionalen Folgen einer jeden Entscheidung zu bedenken

- Definition der Entscheidungen, die **im Notfall** ein Spezialist treffen soll, weil die werdenden Eltern dafür nicht über die nötigen Informationen verfügen
- Garantie von **Unterstützung und Respekt** gegenüber jeder getroffenen Entscheidung, auch wenn der Hebamme die Entscheidung der Frau nicht zusagt
- Frauen haben einen ausgeprägten Beschützerinstinkt ihrem **Kind** gegenüber, sie versuchen immer, das Beste für sich und ihr Kind zu tun.
- Mutter und Kind sind eine **untrennbare Einheit**. Auf dieser Grundvoraussetzung sollt die Hebamme die Frau in jeder Lage unterstützen.

„Empowerment"

In der Übergangszeit vom bestehenden Betreuungsanspruch, in dem die Tendenz besteht, **Gesundheit als ein Konsumgut** anzusehen, zu einem anderen Gesundheitssystem, in dem die Menschen für ihre eigene Gesundheit auch die **Verantwortung übernehmen** und

selbst daran beteiligt werden, Gesundheit anstatt Krankheit zu schaffen, braucht es den Prozess des Empowerments, des Stärkerwerdens.

In der Interpretierung des **technologischen Geburtsmodell** bezieht sich das Empowerment auf die Überwindung einer passiven, konsumorientierten und unkritischen Haltung gegenüber der technikorientierten Medizin. Dies geschieht durch objektive Kenntnisse über die Prozesse bei einer Geburt (oder eben auch bei Krankheiten) und die üblichen Betreuungsprozeduren sowie durch die Kraft, eine vorher getroffene Wahl auch durchzusetzen.

Frauen, die das Modell des Empowerments gut finden, fordern in den Kursen viel kognitives Wissen. Sie wollen während der Geburt jederzeit genau verstehen, in welcher Phase sie sich gerade befinden, wollen unnötige Eingriffe verhindern, an allen Entscheidungen beteiligt sein, auch zu dem Zeitpunkt, an dem die notwendigen Eingriffe stattfinden. Das heißt, sie möchten mit all ihrem Wissen ein gewisses Maß an Kontrolle über die Geburt behalten.

Die **Zufriedenheit der Frauen** hängt auch in diesem Fall weniger vom tatsächlichen Ausgang der Geburt ab, als vielmehr von ihrer persönlichen Wahrnehmung, inwiefern sie die Kontrolle über den Geburtsvorgang behalten haben, ihre persönliche Macht ausüben konnten und ihre Erwartungen erfüllt wurden.

Die Geburtserfahrung kann auch dann mit den Begriffen „Selbstbehauptung" und „Empowerment" verbunden sein, wenn die Gebärende zwar mit den geburtshilflichen Interventionen selbst nicht einverstanden war, aber die Art und Weise der Eingriffe und deren Timing mit eigener Entscheidungskraft beeinflussen oder sich wenigstens Gehör beim Personal verschaffen konnte und ihre Bedürfnisse beachtet wurden.

In der eher **ganzheitlichen Interpretation von „Empowerment"** ist dieses verbunden mit einer Vergrößerung der persönlichen Kraft. Diese kann erreicht werden durch besseres Kennenlernen und Kontakt mit sich selbst, durch in sich hinein hören und Wahrnehmen der eigenen Bedürfnisse, durch die Erfahrung, die eigenen Ressourcen zu mobilisieren und dadurch einen Selbstheilungsprozess in Gang zu setzen, sowie durch wachsendes Selbstvertrauen und

Selbstachtung. All diese Faktoren helfen dabei, sich von der Abhängigkeit vom Gesundheitssystem zu befreien, verbessern die Gesundheit und helfen, öffentliche Gelder zu sparen.

Bei einem physiologischen Prozess wie dem Gebären ist es „einfacher", diese Mechanismen in Gang zu setzen oder zu erhalten, da wir uns bereits im Bereich der Gesundheit befinden und die Frauen somit eine gute Ausgangssituation haben.

Folglich ist es die **Aufgabe der geburtsvorbereitenden Kurse**, die Prozesse des Empowerments bereits in der Schwangerschaft zu erlauben und zu fördern, sie nicht zu stören und das nötige Wissen zur Selbstbehauptung zu vermitteln.

> Jede Frau, die mit eigener Entscheidungskraft und/oder mit der ihr eigenen Kraft und Fähigkeiten ihr Kind geboren hat (unterstützt und frei oder ihren ureigenen Wünschen entsprechend) und die ihr Kind sofort nach der Geburt zu sich nehmen konnte, wird mit Stolz die durch diese Erfahrung gewonnene Kraft, das Selbstvertrauen und die Begeisterung beschreiben.

Es bleibt ein feiner **Qualitätsunterschied** zwischen den beiden Arten des Empowerments bestehen: dem von Wissen genährten und dem aus der Persönlichkeit kommenden, das sich selbstverständlich im Verhalten ausdrückt. Aber jede Person startet von der Ausgangssituation, in der sie sich befindet, und von dort aus macht sie ihre Fortschritte. Jede Frau bringt ihr Kind entsprechend ihrer Lebensart zur Welt und kann keine andere sein, als die, die sie heute eben ist.

> Wenn sich die Frauen aber der enormen Kraft bewusst wären, die in ihnen steckt, dann würde sich nicht nur rund um Schwangerschaft und Geburt vieles ändern, sondern in der gesamten Gesellschaft.

Entscheidungshilfe für die Wahl des Geburtsortes

- Stehen die Betreuungsstandards und die Statistiken der Einrichtung zur Einsicht zur Verfügung?

- Verfolgt das Personal ein einheitliches Betreuungskonzept? Oder gibt es Unterschiede?

- Besucht das Personal regelmäßig Fortbildungen?

- Hat die Gebärende die Sicherheit, während des gesamten Geburtsverlaufes eine Hebamme zur Seite zu haben sowie die Personen ihrer Wahl? Erhält sie emotionalen Beistand sowie Unterstützung zur Bewältigung des Schmerzes?

- Sind sowohl Methoden zur natürlichen Schmerzlinderung als auch medikamentöse Schmerzmittel verfügbar?

- Gibt es die Möglichkeit, das Hebammenteam schon im Laufe der Schwangerschaft kennenzulernen?

- Wird die Gebärende über Routinemaßnahmen informiert?

- Werden (eventuell niedergeschriebene) persönliche Wünsche der Gebärenden bezüglich ihrer Geburt berücksichtigt?

- Wird die Gebärende aktiv in die therapeutischen Entscheidungen über sich und ihr Kind einbezogen?

- Hat die Gebärende ein Recht auf die von ihr benötigte Zeit und auf ihren eigenen Rhythmus, so lange keine Pathologie vorliegt?

- Ist die Intimsphäre und der Respekt gegenüber dem Körper der Frau gewährleistet und geschützt?

- Erfolgen vaginale Untersuchungen nur mit Zustimmung der Frau?

- Sind die Räume zur Wehenverarbeitung ausschließlich Einzelzimmer oder gibt es von mehreren Frauen gleichzeitig genutzte Räumlichkeiten?

- Hat die Frau jederzeit die Möglichkeit, sich frei zu bewegen und eine ihr günstig scheinende Position einzunehmen? Wird sie gezwungen, ihr nicht entprechende Haltungen und Positionen einzunehmen?

- Werden von der Frau im Vorfeld getroffene Entscheidungen vom Personal akzeptiert?

- Kann sie ihr Kind entsprechend ihrer eigenen Lebensphilosophie empfangen? Haben Mutter und Kind genügend Zeit für ein erstes gründliches Kennenlernen noch im Geburtszimmer ohne Störung und Trennung?

- Erfährt die Mutter Hilfe, wenn sie Probleme hat? Wird sie von einer kompetenten Betreuerin unterstützt?

- Kann sie nach ihren eigenen Vorstellungen mit ihrem Kind umgehen?

- Gelten diese Rechte auch in schwierigen Situationen, die spezielle Maßnahmen und Eingriffe erfordern?

Schmerzlinderung mit Hilfe der Elemente

Wie wir bereits gesehen haben, hat der Körper viele Möglichkeiten, mit Schmerz umzugehen und ihn erträglich zu halten. Es gibt verschiedenste Techniken und Ansätze zum Thema Schmerz in den Geburtsvorbereitungskursen. Je nach der Interpretation des Schmerzes wird dabei der eine oder andere Aspekt betont. Ich schlage als Beispiel ein „elementales" Schema vor, das sich auf die **Elemente der Natur** bezieht und das die verschiedenen Eintrittspforten berücksichtigt (s. S. 19, Schmerzdimensionen).

Schwangere und gebärende Frauen sind ebenso elementale Naturgewalten
wie Schwerkraft, Gewitterstürme, Erdbeben und Tornados.
Um die Gesetze ihres Energieflusses zu verstehen,
müssen wir sie gleichermaßen lieben und achten für ihre Großartigkeit
als auch sorgfältig studieren
wie wahre Gelehrte.

Ina May Gaskin

In der Geburtsvorbereitung helfen die Elemente, die inneren Ressourcen jeder Frau zu aktivieren:
Erde: Körperkontakt, Ausdauer
Wasser: Sexualität, Hingabe, Vertrauen
Feuer: Reaktivität, Bewegung, Fähigkeit, Entscheidungen zu treffen
Luft: Atmung, Singen, Rhythmus, Flexibilität

In **Räumen**, in denen Geburtsvorbereitung oder auch Geburten selbst stattfinden, können wir Bilder und Symbole der vier Elemente integrieren, die Raum für eigene Bilder und Vorstellungen lassen.

Einige praktische Beispiele, wie die Arbeit mit den Elementen hilfreich sein kann:

- Oft ist zu Beginn einer Schwangerschaft das Gleichgewicht der Elemente in der Frau empfindlich gestört und sie fühlt sich mit Gewalt in das Wasserelement katapultiert (Ursprung des Lebens, Emotionen). So entsteht **Übelkeit, gesteigerte Speichelproduktion, Erbrechen**. Wenn wir bei dieser Frau die Erde (die das Wasser eindämmt und aufsaugt) fördern, kann ihr das rasch Erleichterung verschaffen.
- Einer Frau im zweiten Schwangerschaftsdrittel, die **gestresst, angespannt, hyperaktiv und ängstlich** ist, womöglich mit zu wenig Fruchtwasser und verzögertem Wachstum des Kindes, kann eine Stimulierung des Wasserelementes (Langsamkeit, tiefgehende Kommunikation) und des Herzens (Kontakt mit dem Kind) helfen, ihren Lebensrhythmus zu verlangsamen, die innere Zwiesprache mit dem Kind zu fördern und somit auch die Funktion der Plazenta zu verbessern. Die Erde kann ihr Vertrauen und Sicherheit vermitteln.
- Einer Frau mit **Ödemen** (Stauung des Wassers) hilft die Stimulation ihres Luftelementes, das Bewegung bringt und die Zirkulation fördert.
- Eine Gebärende, die **keine Kraft und Motivation** mehr hat, braucht Feuer, um ihr Oxytocin wieder anzuregen und um ihr den Impuls zu geben, das Kind „hinauszustoßen".

Die Arbeit mit den Elementen stärkt nicht nur die Frau, sie hilft ihr auch, das Kind gut zu nähren, wirkt ausgleichend und harmonisierend auf Mutter und Kind und ihre Beziehung zueinander, sie aktiviert die inneren Ressourcen. Es ist gezielte Arbeit zur Vorbereitung auf die Geburt und auf den Wehenschmerz.

Feuer –
Die dynamisch-affektive Ebene

Feuer ist das **Element der Verwandlung,** es verbrennt das Alte, entfacht Neues, bringt Licht und Wärme.
Feuer bedeutet Expansion, seine Aktion ist zentrifugal nach außen gerichtet und dynamisch. Es bestimmt den Rhythmus der Wehen, gibt Kraft, regt den Sympathikus an und bringt das Kind der Welt entgegen, nach draußen.

Freie Bewegung ohne jede Einschränkung reduziert den Schmerz enorm. In seiner Funktion als Helfer zwingt der Schmerz die Gebärende, sich so zu verhalten oder zu bewegen, dass möglichst wenig Druck auf die Gelenke und Nerven des Beckens sowie auf den kindlichen Kopf ausgeübt wird. Dadurch wird der Schmerzreiz vermindert.

Der **freie, ungehinderte Ausdruck des Schmerzes** gehört zum Element des Feuers. Er verstärkt „alles, was hinaus soll" (Zentrifuge) und verringert dadurch die Schmerzwahrnehmung.

Ausdrucksformen des Feuers sind das **Reaktionsvermögen** und ein **aktives Verhalten**. Tatsächlich ist die Frau umso aktiver und ausdrucksstärker, je „entflammter" (fortgeschrittener) der Geburtsverlauf ist. Aktivität verringert den Schmerz.

Eine Geburt mit **zu wenig Feuer** (Schmerz) verläuft langsam und unterdrückt; eine Geburt mit **zuviel Feuer** ist gewaltsam, schnell, expulsiv. Wasser (Gefühle, Hingabe) und Erde (Verlangsamung, Druck) dämmen das Feuer (den Schmerz) ein, Luft (Verstand, Intellekt) schürt das Feuer (den Schmerz).

Der Wechsel zwischen Kontraktion (Feuer) und tiefer Entspannung in den Pausen (Wasser) ist grundlegend für die Akzeptanz des Geburtsschmerzes. Dieser **Rhythmus des Wechsels** gehört zum Element des Feuers. Bei einem allzu „feurigen" Geburtsverlauf kann das Eintauchen in Wasser stark schmerzlindernd wirken.

Um das Feuerelement im Körer anzuregen, können wir Augen, Solarplexus und Oberschenkel stimulieren.
Die Bewegungen sind schnell und frei, die Berührung oberflächlich und anregend, der Ausdruck der Stimme kann die Körperarbeit begleiten.

Übungsbeispiele

Einige Instrumente des Feuers, die sowohl in der Geburtsvorbereitung geübt, als auch während der Geburt angewandt werden können:

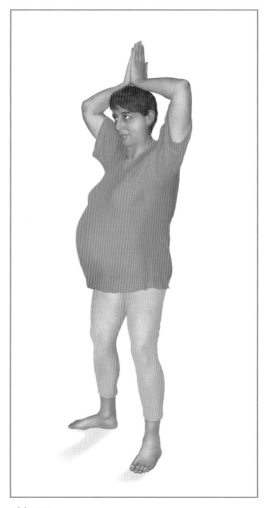

Abb. 6.**1**

- **Beweglichkeit des Beckens:** es gestattet eine ständige Anpassung an die Schmerzsignale und somit eine Reduzierung von Geburtshindernissen.
- **Kontakt mit der Erde, Verwurzeln** (Abb. 6.1 und 6.3): lässt die Anspannungen abfließen und neue Energie aus der Erde schöpfen, die sich im Bauch konzentriert; gibt Kraft und eine Richtung
- **Positionen der Kriegerin** (Abb. 6.2 und 6.3): gestatten es, die Kraft der Erde genauso zu nutzen wie den Willen des Feuers, die Hingabe des Wassers und die Beherrschung der Luft; sie aktivieren die Entschiedenheit und den Willen; sie vereinen die Passivität der Erde mit der Aktivität des Feuers:
  - breitbeinig stehen, die Knie stark gebeugt (so dass die Oberschenkel deutlich spürbar sind), das Becken nach vorne gekippt, die Arme auf Augenhöhe mit geballten Fäusten ausgestreckt, stolzer und entschlossener Blick, zielgerichtet
  - In dieser Ausgangsposition einige tiefe Atemzüge, dann einatmen und mit dem Ausatmen den rechten Fuß nach außen drehen
  - das Gewicht auf diesen Fuß verlagern, gleichzeitig die Arme gestreckt nach rechts bewegen mit einem lauten „Ha!", das linke Bein wird dabei gestreckt, das rechte bleibt gebeugt
  - einatmend zurück zur Mitte
  - zur anderen Seite wiederholen.
  - Verstärkt wird diese Übung noch, indem wir ausatmend bei der Drehung nach rechts rufen: „ich will!", bei der Drehung nach links: „ich kann!".

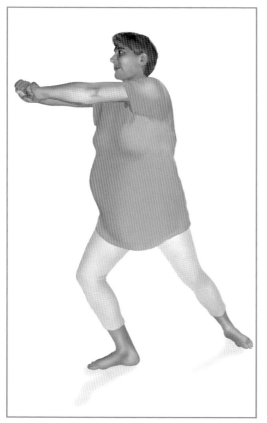

Abb. 6.**2**

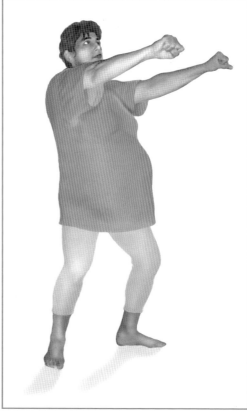

Abb. 6.**3**

– Wenn wir diese Übung in einer Gruppe anleiten, machen wir sie im Kreis und alle im selben Rhythmus. Diese Übung dient dann nicht nur zum Spüren der eigenen Kraft, sondern gibt auch ein Gefühl von gemeinsamer Stärke.

- **Variante**: Gleiche Ausgangsstellung (oder auch im Sitzen mit weit geöffneten Beinen): die Oberschenkel kräftig abklopfen mit „aaaaaaaaaa", mehrmals dynamisch zu den Knien hin ausstreichen (Finger öffnen sich dabei) mit „rrrrrrraa", die Augen sind dabei weit geöffnet und fixieren das Gegenüber.
- Mit **Augenübungen** kann das Feuerelement ebenfalls gut stimuliert werden: auf Augenhöhe mit dem Zeigefinger eine liegende Acht malen (Größe variieren), mit den Augen der Bewegung folgen, ohne den Kopf dabei zu bewegen.
- **Aktive Entspannungspositionen**: erleichtern den natürlichen Geburtsverlauf durch Hingabe (Wasser) in Stellungen, die die Arbeit des Kindes unterstützen („aktive Passivität")
- **Feuertanz**: zu entsprechend „feuriger" Musik freier Tanz mit den Füßen stampfen, in die Hände klatschen, die Oberschenkel stark miteinbeziehen, wache Augen, Blickkontakte (= aktive Entspannung)
- **Freie Bewegung** als Ausdruck der ureigenen Gefühle
- **Aktivierung des wechselnden Rhythmus** zwischen Aktivität und Passivität bei jeder Körperarbeit, immer zum Abschluss gut verwurzelt zur Ruhe kommen und den Körper spüren.

Wasser – Die Ebene tiefer Gefühle

Wasser symbolisiert die Ebene der Hingabe, der empfänglichen Passivität, des Fließens und der sexuellen Energie. Sie begleitet den Schmerz und macht ihn erst wirksam. Es ist die Ebene der gefühlsmäßigen Öffnung, der Erweiterung, des Parasympathikus, der tiefen Kommunikation mit dem Kind.

Hier sind die **unbewussten Gefühle und die Ängste** zu Hause, die mit fortschreitender Wehentätigkeit (und Öffnung) nach und nach zum Vorschein kommen sowie die **Intuition**. Wasser beseitigt die Widerstände, es fließt mit den Kräften der Geburt, erleichtert die Hingabe und die Kapitulation. Je geringer der Widerstand, desto geringer auch der Schmerz.

Wasser benötigt **Dämme** (Eingrenzungen), um sich nicht zu verlieren. Die räumliche und menschliche Umgebung sollten diese „Dämme" (Halt, Nähe, Begrenzung) bieten, damit das Wasser bis zum Meer fließen kann.

Um das Wasserelement im Körper anzuregen, werden Brust, Becken und Fußgelenke stimuliert. Langsame, tiefgehende, fließende Bewegungen wechseln ab mit leichteren und schnelleren, aber immer von oben nach unten.

Visualisationen

Visualisierungen durch das Nutzen von Metaphern mit starkem Symbolgehalt:
- schaffen eine rasche Entspannung („Eintauchen")
- aktivieren die rechte Gehirnhälfte und somit das neurovegetative, hormonelle und emotionale System
- stärken das archaische Wissen und das Vertrauen
- stellen die Verbindung mit der Natur und ihren Elementen wieder her, indem sie die Lebenskräfte aktivieren
- helfen bei der Überwindung von Blockaden durch Angst und negative Prägung

Beispiele:

- Visualisierung des **Wassers in uns selbst**, seine Tiefe, seine Farbe, seine Geschwindigkeit, seine Bewegung, die Gefühle, die wir mit ihm verbinden, usw.
- Visualisierung des **wachsenden Kindes** in seinem eigenen kleinen Meer, sein Aussehen, seine Versorgung über die Plazenta mit

allem, was es braucht, Fragen ans Kind, Mitteilungen, Versprechen, es umspülen mit Energie, es schaukeln mit dem Atem, usw.

Förderung der sexuellen Energie

Das **Eintauchen in Wasser** unterstützt das Vertrauen und die Hingabe, es schafft die nötige Intimität zur emotionalen und körperlichen Öffnung. Es löst Muskelverspannungen und gibt größtmögliche Bewegungsfreiheit, um verschiedene Stellungen einnehmen zu können. Es stimuliert die sexuelle Energie, die aus Wasser und Feuer zugleich besteht. Somit wird die Dynamik und das Öffnen begünstigt. Die sexuelle Energie ist die eigentlich treibende Kraft bei der Geburt

Übungen, die das Vorhandensein der sexuellen Energie bewusst machen:

- Übungen zum Thema **„aktives Tun"** und **„geschehen lassen"** (bewusstes Loslassen/bewusste Passivität), Aktion und In-sich-Hinein-Hören wechseln ab.
- Körperarbeit am **Beckenboden, Steiß- und Kreuzbein** (Abb. 6.4)
- Übungen zum **Rhythmus von Schmerz und Wehenpause**, mit zunehmender Anspannung und Entladung.

Beispiele:
- Die Gruppe steht im Kreis (bei Paarkursen abwechselnd Frau – Mann), jeder erdet sich, sucht einen guten Stand,
- stellt sich vor, mit jedem Atemzug Wurzeln zu schlagen, der Atem kann eine Farbe haben, Atem kommt aus der Erde über die Wurzeln in den Körper,
- spüren, wie er sich ausbreitet, wieder in die Erde abgeben.
- dann den Nachbarn die Hände reichen (rechte Hand nimmt, linke Hand lässt sich nehmen)
- Vorstellung, dass der Einatem von rechts in den Körper kommt und wir den Ausatem nach links weiter fließen lassen, Wellenbewegung im Kreis spüren.
- Nun kommt eine „**Wehe**": die linke Hand entspannt lassen, mit der rechten Hand drücken, in die linke atmen, Druck verstärken mit zunehmender „Wehe" und langsam wieder abklingen lassen
- danach die „**Wehenpause**": die Erde wieder spüren, den Atem über die Wurzeln aufnehmen und abgeben, loslassen, weich sein.
- Bei der nächsten „Wehe" kommt Atem wieder von rechts und fließt nach links weiter.
- Mehrfach wiederholen, auch mit Tönen

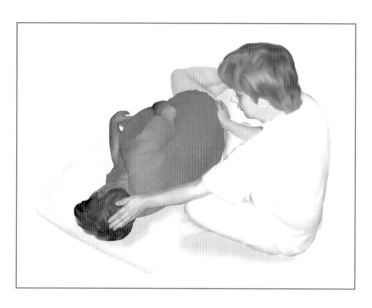

Abb. 6.**4**

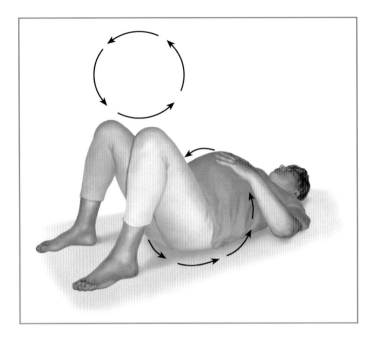

Abb. 6.**5**

– Anfeuern zum stärkeren Drücken der rechten Hand, die Wehe sollte immer genau gleich lang wie die Pause sein (je 1 min)
– Danach die Hände wieder lösen, jede für sich nachspüren, welche Hand fühlt sich wie an (hell, dunkel, Farben? Wärme?,...)
– danach Austausch in der Gruppe.

● **Arbeit am Becken:** Wahrnehmung stärken und Bewusstsein fördern. Beispiele:
– Feldenkrais-Beckenuhr (Abb. 6.5), das Wasser im Becken leicht in Bewegung bringen, ohne dass es überschwappt.
– Im Stehen oder im Liegen das Becken mit einem Tennisball abtasten, erst eine Seite, nachspüren, dann die zweite Seite.
– In Seitenlage Sitzbeine, Steissbein und Symphyse mit dem Ball bearbeiten
– Anschließend im Sitzen den Ball zwischen die Sitzbeine legen, mit Atmen und Tönen den Schmerz/das unangenehme Gefühl bearbeiten.
– Hilfreiche Bilder und Vorstellungen suchen. Nachspüren.

● **Wassertanz:** weiche, wiegende Bewegungen, Brüste und Becken betonen, sich lang-

sam mehr öffnen, nach und nach mit den anderen in Kontakt kommen, Wasser in Bewegung bringen.
● **Zu zweit:** Massage von Schulterblatt, Schulter, Oberarmen bis zu den Händen.
● **Bein- und Fußmassage** mit dem Ziel, das Wasser in Bewegung zu bringen (besonders geeignet auch bei Ödemen!): das Fußgelenk bewegen, den Fußrücken massieren, mit dem Fuß pumpende Bewegungen machen, die Beine schaukeln, Beine anheben und Becken schaukeln, Beine ausstreichen.
● **Zu dritt:** eine Frau steht in der Mitte, nimmt einatmend die Arme hoch über den Kopf, beugt sich ausatmend nach vorne mit ausgestreckten Armen, Rücken gerade. Eine der beiden anderen zieht an den Beckenschaufeln nach hinten, die andere an den Armen nach vorne. Der Rücken wird gedehnt; Massage von Schultern, Rücken und Becken durch die hinten stehende Frau.

Gesang

Er fördert stark die Wasser-Dimension, bringt Gefühle zutage und harmonisiert. Singen dient als Ausdrucksmittel für den Schmerz, hat eine stark schmerzlindernde Wirkung und hilft bei der Öffnung des Muttermundes. Es beruhigt das Kind und verstärkt die innere Bindung zu ihm.

Erde – Die materielle, körperliche Ebene

> Die Erde ist die Ebene der Empfindungen und Wahrnehmungen, von Vertrauen und Mut, Konkretisierung, Verwirklichung und Konzentration.

Der Beckenboden ist das Energiezentrum des Erdelements. Die Erde hält fest, bewahrt und wehrt sich gegen Veränderung (also auch gegen die Öffnung). Aber sie ist auch das Element des wachsenden Kindes. Wenn sich die Erde zu sehr zusammenzieht, dann wächst der Schmerz und die Geburt verlangsamt sich. Die schmerzlindernden Möglichkeiten dieses Elementes sind das Einwirken auf die peripheren, körperlichen Faktoren des Schmerzes wie z. B. manuellen Druck auf die schmerzhaften Stellen, Berührung, Körperkontakt und die Mittel der sensorischen Schmerzlinderung.

> Um das Erdelement im Körper anzuregen, können Hals/Nacken, Kreuzbein, Beckenboden, Knie und Füße stimuliert werden. Die Bewegungen sind langsam, die Berührung geht tief in die Struktur hinein.

Übungsbeispiele:

- **Barfuß die Erde spüren**, einen guten Stand finden, Gewichtsverlagerung von einem Fuß auf den anderen, langsam ins Gehen kommen, Zeitlupe, in gutem Kontakt zur Erde, spüren, ob der Fuß gut auf dem Boden steht, langsames Lösen, die Gewichtsverlagerung spüren, das Gewicht in die Erde geben, Kraft aus der Erde holen.
- **Verwurzelungsübungen aller Art**, z. B.
  - Stehen, die Füße sind hüftbreit geöffnet, die Knie gebeugt, das Becken leicht nach vorne gekippt

- das Gewicht des Kopfes sinkt auf die Schultern, das Gewicht der Schultern aufs Becken, dieses auf die Knie, auf die Füße, in die Erde sinken lassen
- langsam Gewicht auf einen Fuß verlagern, die Knie gebeugt lassen, sich mit dem schweren Fuß in der Erde verwurzeln
- dann von der Erde abstoßen und das Gewicht auf den anderen Fuß verlagern
- mehrfach wiederholen, dabei immer tiefer verwurzeln
- Am Schluss das Gewicht wieder gleichmäßig auf beide Füße verteilen, nachspüren

- **Variante:** vor der Gewichtsverlagerung den leichten Fuß um 90° nach außen drehen, dann das Gewicht auf den rotierten Fuß verlagern, sich mit diesem Fuß tief in der Erde verwurzeln, nach dem Abstoßen den Fuß wieder nach vorne drehen, mehrfach langsam hin und her abwechseln. Am Schluss das Gewicht wieder gleichmäßig auf beide Füße verteilen, nachspüren. Diese Übung wirkt erleichternd bei Schmerzen in den Ileosakralgelenken.
- **Im Liegen tief atmen**, sich an allen Kontaktpunkten mit der Erde verwurzeln, Austausch mit der Erde (abgeben und aus der Erde schöpfen), zum Beckenboden hinspüren und fühlen, ob er mitatmet.

Druck und Massagen

Übungen während der Schwangerschaft:

- In Rückenlage **Tennisball unters Kreuzbein legen**, mit dem man sich erst eine Seite des Beckens massiert vom Kreuzbein bis zum Beckenkamm und von oben nach unten. An schmerzhaften Stellen den Atem zu Hilfe nehmen, stöhnen, tönen. Nach einer Zeit den Ball wegnehmen, nachspüren. Danach die zweite Seite bearbeiten.
- Daran anschließend eventuell eine **Visualisation der eigenen Erde**: Welche Farbe hat sie rechts, welche links, wie liegst du auf der Erde, wie trägt sie dich? Wo ist die Erde in dir, wie sieht sie aus, welchen Raum nimmt sie ein?... usw., evtl. ein Bild dazu malen.

- **Sich auf den Boden setzen**, Pobacken nach hinten wegziehen.
  - Sitzbeine wahrnehmen, die trapezförmige Form des Beckenbodens zwischen Scham- und Steißbein und den Sitzbeinen spüren.
  - Hinatmen. Mit dem Einatem fließt der Beckenboden auf den Boden, mit dem Ausatem zieht er sich sternförmig zum Mittelpunkt hin zusammen.
  - Danach auf einen Tennisball setzen, so dass er zwischen den Sitzbeinen liegt. Sich um den Druckbereich herum entspannen
  - innere Bilder, Töne und den Atem zu Hilfe nehmen
  - den Ball wegnehmen und nachspüren.

Behandlungsmöglichkeiten während Schwangerschaft und Geburt:

- Druck aufs **Kreuzbein** (Abb. 6.6).
- Druck aufs **Kreuzbein** abwechselnd **mit Ausstreichen** im Rhythmus von Wehe und Pause (Abb. 6.7).

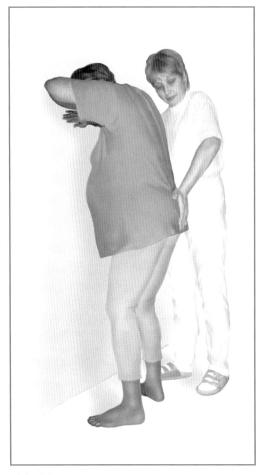

Abb. 6.**6**

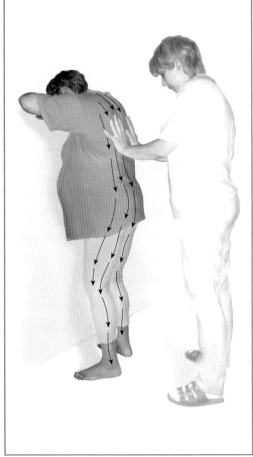

Abb. 6.**7**

Abb. 6.**8**

- **Fußmassage:** Durch eine Massage der Füße und besonders der kleinen Zehen kann das Element Erde in der Frau angeregt und gestärkt werden. (Abb. 6.8). Auch eine Selbstmassage mit Tennisball ist möglich.
- **Polaritätsmassage** Kreuzbein – Bauch (Abb. 6.9).

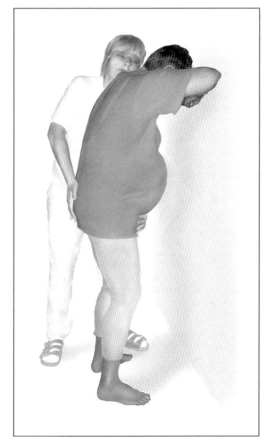

Abb. 6.**9**

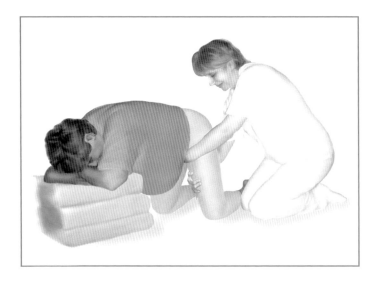

Abb. 6.**10**

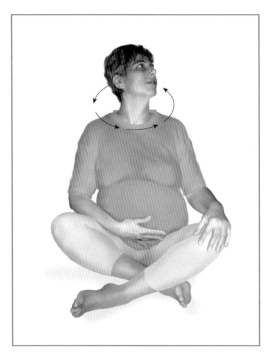

Abb. 6.**11**

- **Polaritätsmassage** Schambein – Oberschenkelinnenseiten (Abb. 6.10).
- Wenn die Frau **von der Geburtsarbeit erschöpft** ist: Schädelansatz – Füße.
- Kräftige **Beckenboden-Massage** entlang der Ränder der Sitzbeine.
- Entspannendes **Ausstreichen des ganzen Körpers** (s. Abb. 6.7).
- Berührung, liebevoller Kontakt mit dem **Partner.**
- Aktives Arbeiten mit dem **Beckenboden** als grundlegende Körperarbeit.
- Aktives Arbeiten mit den **Füßen**, Verwurzelungsübungen, Bewegen des **Kreuzbeines**, Kopfkreisen zur Lockerung des **Halses** (Abb. 6.11).

Luft – Die feingeistige und sensorische Ebene

Luft ist die Ebene des Anpassungsvermögens und der Flexibilität, die Bewegung bringt. Das wichtigste Instrument des Elementes Luft während der Geburt ist die Atmung, die gleichzeitig eines der am stärksten schmerzlindernden Hilfsmittel ist.

Während der Geburt kann das Luftelement hemmend wirken und die Wahrnehmung des Schmerzes verstärken, wenn es in seiner mentalen Dimension im Kortex stecken bleibt. Wenn es aber durch die Sinne stimuliert wird (Düfte, leichte Berührung, Musik), kann es die Aktivität der anderen Elemente und die Anpassung an die unterschiedlichen Geburtsphasen fördern.

Die **Atmung** ist eine physiologische Funktion, die sowohl willkürlich als auch unwillkürlich abläuft und somit eine Verbindung zwischen unserem Bewusstsein und Unterbewusstsein darstellt (Luft-Wasser): Sie ermöglicht uns damit den Zugang zum Unbewussten (bringt das Wasser in Bewegung). Bestimmte Atemtechniken beeinflussen die Chemie im Gehirn und können somit den Bewusstheitszustand verändern.

Eine **tiefe und langsame Bauchatmung** mit verlängerter Ausatmung ist in der Schwangerschaft geeignet, um einen Zustand von Ruhe und Wohlbefinden auszulösen. Während der Geburt hilft sie, Anspannungen zu lösen und den Parasympathikus zu aktivieren.

Um das Luftelement im Körper anzuregen stimulieren wir Arme und Schultern, die Nierengegend (durch Kreisen und Beugen) und die Waden. Die Bewegungen sind leicht, schnell, oberflächlich, gehen in alle Richtungen, reinigen.
Gleichzeitig braucht es eine gute Verwurzelung in der Erde, um das Gleichgewicht halten zu können und nicht abzuheben.

Übungsbeispiele:

- **Lange Ausatmung:** sie ist aktiv, öffnet, löst Anspannungen, verbindet mit der Erde, aktiviert den Parasympathikus und die Endorphinausschüttung, vermindert die Anstrengung (Produktion von Milchsäure), bringt die Luft nach unten in Richtung Erde, löst Ruhe und Wohlbefinden aus.
- **Passive Einatmung:** die tiefe Atmung bewirkt Bewegung, die Bewegung findet im Einklang mit der Atmung statt.
- Lange Ausatmung zu einem **bewusst angespannten Körperteil** hin (z. B. Faust, Fuß), um es wieder zu entspannen.
- Lange Ausatmung **zu einem schmerzenden Punkt** hin (Tennisball unterm Rücken oder zwischen den Sitzbeinen).
- Lange Ausatmung, um den **Schmerz** einer Anspannung **erträglich zu machen**: Übung zu zweit: (Abb. 6.12).
  - Eine Frau liegt auf dem Rücken, die Hände bequem unterm Kopf verschränkt oder die Arme nach rechts und links ausgestreckt, ein Bein ist angestellt (den Fuß so nahe wie möglich am Po), das andere ausgestreckt.
  - Helferin oder Partner helfen mit sanftem (!) Druck, das Knie des angewinkelten Beines in Richtung Boden zu bringen, während beide Schultern fest am Boden bleiben (ebenfalls mit Hilfe).
- Lange Ausatmung **zu schmerzhaften oder natürlicherweise angespannten Körperstellen** hin (z. B. Schwangerschaftswehen, Schmerzen am unteren Uterinsegment).
- Mit der langen Ausatmung kann der **Einsatz der Stimme** (tönen, stöhnen) kombiniert werden.
- **Lufttanz:** luftige, leichte Musik, mit Seidentüchern tanzen, Partnerinnen häufig wechseln, abwechselnd führen und sich anpassen.

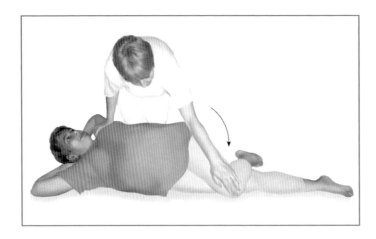

Abb. 6.**12**

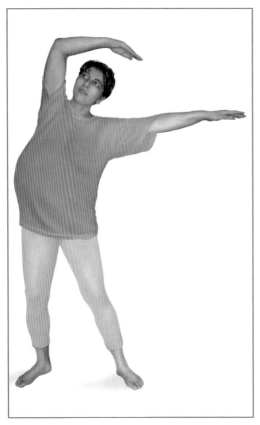

Abb. 6.**13**

- Jede **Körperarbeit an der Wirbelsäule** verbessert die Flexibilität (Beweglichkeit) und das Anpassungsvermögen (Abb. 6.13).

Bei einer **natürlichen Geburt** sind Atmung, Bewegung und stimmlicher Ausdruck frei und spontan, sie richten sich nach der Intensität und der Dynamik der Geburt. Dieser Ablauf wird gestört, wenn Anweisungen gegeben oder Vorschriften gemacht werden.

Bei einem **schwierigen Geburtsverlauf** können Atmung, Bewegung und Gesang wichtige therapeutische Hilfsmittel sein.

Stimme

- verlängert und erleichtert die Ausatmung
- produziert tiefgehende Vibrationen mit schmerzlindernder Wirkung
- öffnet das Becken und den Beckenboden und löst Muskelverspannungen
- stimuliert die Endorphinproduktion
- aktiviert das Element Wasser (Gefühle, Unbewusstes)

Gesang

- aktiviert die Wasser-Dimension, bringt Gefühle hervor und harmonisiert den Ausdruck von Schmerz
- hat eine stark schmerzlindernde Wirkung und fördert die Öffnung des Muttermundes
- beruhigt und stärkt das Kind
- Im Luft-Element bedeutet Singen auch Ausdruck von Freude und Leichtigkeit

Tanz

- der Frau verleiht Leichtigkeit und Wohlgefühl
- aktiviert alle Elemente und somit auch alle Ebenen des Körpers und der Gefühle, die mit dem Thema „Schmerz" verbunden sind
- ermöglicht ihren eigenen Rhythmus und die ihr entsprechende körperliche Ausdrucksweise zu finden
- spielt eine wichtige Rolle beim Experimentieren und bei der Selbsterfahrung.
- wiegt das Kind

Polaritätsbehandlung

Sowohl zur Harmonisierung aller Elemente als auch zur **Reduzierung von chronischem Stress** und damit zur Vermeidung der aufgeführten Pathologien können verschiedenste Entspannungstechniken angewandt werden. Eine universell einsetzbare Behandlungsform ist die Polaritätsbehandlung („Polarity"), die ursprünglich von Dr. Randolph Stone entwickelt wurde. Er wurde 1890 in Österreich geboren, wanderte später nach Amerika aus, wo er sich der Naturheilkunde, Chiropraktik und Osteopathie widmete. Er setzte die Lehren des Ayurveda, Yoga, der traditionell chinesischen Medizin und der ägyptisch/griechischen hermetischen Medizinphilosophie zueinander in Beziehung und kam zum Schluss, dass allem Sein eine **Lebensenergie** (z. B. auch Chi oder Prana genannt) zugrunde liegt, die in stetem Fließen zwischen Polaritäten ist. Es handelt sich dabei um eine feinstoffliche Form elektromagnetischer Energie. Wir können uns diese Kraft als ein kreisendes Energiefeld denken, das unseren Körper durchdringt und umgibt. Wie in der Elektrizität fließt Energie von einem positiv geladenen zu einem negativ geladenen Pol.

Beim Umgang mit den Strömen der Lebenskraft können wir die Energie eines anderen Menschen in Fluss und in Balance bringen. Wenn diese Energie frei fließt, fühlen wir uns wohl, ausgeglichen, ruhig und gesund. Es gibt keine gute und schlechte Energie – nur gut oder falsch ausgerichtete Kraft. Polarity bringt die Lebenskraft in ihre natürlichen Bahnen, um „Energieknoten", die durch physischen oder emotionalen Stress entstanden sind, zu entwirren. Ist diese blockierte Energie erst einmal befreit, verteilt sie sich nach den Gesetzen der Autoregulierung im Körper entsprechend der spezifischen Bedürfnisse in diesem Moment.

Um diese Behandlungsform umfassend nutzen zu können, empfiehlt sich eine Fort- oder Weiterbildung, um die Prinzipien genau zu verstehen. Es gibt aber auch eine einfache Polaritätsbehandlung, die sowohl in der Schwangerschaft als auch während der Geburt positiv auf die individuelle Lebensenergie wirkt, das parasympathische Nervensystem und damit die Entspannung und die innere Kommunikation fördert und beim Wahrnehmen der ureigenen Bedürfnisse hilft. Somit bietet sie wertvolle Hilfe bei der Vorbeugung und Behandlung von Stressphänomenen.

Zudem erfüllen wir mit Polarity-Behandlungen das natürliche „Recht" der Schwangeren auf Zuwendung, Aufmerksamkeit, Verwöhnung, Austausch, Unterstützung, Beschäftigung mit schönen Dingen usw., das in einem mit Verpflichtungen erfüllten Alltag immer mehr in Vergessenheit gerät oder mit Krankheit eingefordert werden muss.

Ein weiterer hilfreicher Aspekt ist die Arbeit auf den Energiebahnen des Beckens und des Beckenbodens mit Hilfe der Polarity. Durch diese Arbeit **während der Geburt** können wir oft einfach und in kurzer Zeit Fehleinstellungen des kindlichen Kopfes sowie dynamische und mechanische Dystokien positiv beeinflussen. Außerdem können wir eine bemerkenswerte Schmerzreduzierung erreichen, indem wir die vom Schmerz verursachte Anspannung unterbrechen und eine tiefere Entspannung in den Wehenpausen fördern. Auf diese Weise reduziert sich der Schmerz auf sein physiologisches Minimum, der von der Frau toleriert werden kann. Somit bleibt ihre Geburtserfahrung intakt.

Weiterhin bietet die Polarity Möglichkeiten, dem **Kind** zu helfen, den Geburtsstress zu überwinden und ihm die Gewöhnung an die neue Welt zu erleichtern sowie verschiedene Probleme im Wochenbett (mangelnde Milchbildung, Depression, Lochialstau usw.) positiv zu beeinflussen.

Die Einfachheit der Bewegungen und der Positionierung der Hände lässt die Tiefe der Wirkung nicht erahnen. Die Erfahrung, es an sich selbst zu spüren, ist die einzige Möglichkeit, die Methode zu erlernen.

Beispiel für eine einfache Polaritätsbehandlung

Die Frau liegt bequem auf ihrer linken Seite. Die Behandelnde sitzt oder kniet ebenfalls bequem dahinter (Schmuck, Uhren, Handys ablegen!).

- Die 4 Finger der linken Hand liegen in der Kuhle zwischen Schlüsselbein und Schulter der zu Behandelnden. Die rechte Hand sucht sich ihren Platz auf dem Kreuzbein so, dass die Spitze des kleinen Fingers auf der Spitze des Steißbeines liegt. Beide Hände liegen satt, aber nicht schwer auf.
- Die Behandelnde nimmt sich Zeit, Kontakt aufzunehmen, spürt die Bewegungen unter ihren Händen, lässt den Atem ruhig fließen.
- Sie stellt sich dann vor, ihren eigenen Atem durch den Körper der anderen strömen zu lassen, so dass sich ein **Atemkreis** ergibt (durch einen Arm, Hand, Finger, Fingerspitzen, durch den liegenden Körper und über die andere Hand wieder zurück in den eigenen Körper). Genügend Zeit lassen, damit diese Vorstellung sich entwickeln kann.
- Wenn der Atem dann von alleine kreist, kann das Fließen der Energie noch unterstützt werden, indem die Behandelnde mit ihrer rechten Hand einen Rhythmus findet zwischen einem leichten Schuckeln und ruhigem Nachspüren. Wenn die Energie in den Fingerspitzen pulsiert, das Schuckeln wieder sein lassen.
- Abgeschlossen wird die Sequenz wieder mit einem **ruhigen Kontakt beider Hände** mit der Liegenden und der Vorstellung des kreisenden Atems.

Dieser Griff alleine ergibt bereits eine tiefenentspannende Behandlung, kann aber noch mit einem zweiten Griff kombiniert werden, der **während der Wehen auch zur Schmerzreduzierung** geeignet ist (siehe Abb. 6.9):

- Die rechte Hand bleibt auf ihrem Platz auf dem Kreuzbein, die linke sucht sich einen guten Platz auf dem Unterbauch oberhalb des Schambeines.
- Der Ablauf ist derselbe: Wieder sind die Hände in gutem Kontakt, spüren die Bewegungen, der Atem beginnt zu kreisen, bei Bedarf schuckelt die rechte Hand leicht abwechselnd mit ruhigem Nachspüren.
- Zum Abschluss der Behandlung beide Handflächen für einige Minuten auf die Fußsohlen der zu Behandelnden legen.
- Nachwirken lassen.

7   Die Öffnung zum Kind

Wenn ihr wirklich verstanden habt, was das ist,
Loslassen, Hingabe,
wenn alles in eurem Körper offen, frei und ent-
spannt ist, besonders auch der Mund,
die Kehle, die Hände und die Augen, dann
braucht ihr im Grunde nichts mehr zu tun.
Es ist wie in der Liebe:
Öffne dich und lass es geschehen.
Lass das Kind zur Welt kommen.
Es genügt schon, ihm nichts entgegenzusetzen,
sich nicht zu fürchten, sich nicht verwirren zu
lassen von der Kraft, der ungeheuren Gewalt,
mit der das Kind geboren werden will.
Es ist das höchste Opfer, vollkommener Verzicht.
Etwas in dir muss dem Kind sagen können:
Ja, verlass mich. Gehe aus mir heraus.
Da ist das Leben, dein Leben. Vor dir. Nimm es.

Frederick Leboyer, 1978

Zum Abschluss möchte ich das Beschriebene in einem umfassenden Konzept zusammenfassen:

> Im Grunde ist die Ursache des Geburtsschmerzes eine negative Bewertung des Erlebnisses sowie eine Abwehrreaktion auf die Ablösung vom Kind, die gleichzeitig auch die Trennung von einem Teil des eigenen Ichs bedeutet.

Dabei ist es notwendig, sich dem Kind gegenüber emotional und körperlich vollständig zu öffnen, um es annehmen und heranwachsen lassen zu können. Der **Öffnungsprozess** kann auf verschiedene Arten geschehen: sanft durch eine schrittweise Öffnung schon während der Schwangerschaft, heftig durch intensiven Schmerz bei der Geburt, durch chronisches Leiden im Wochenbett aufgrund der unerwarteten Bedürfnisse des Kindes oder auch noch später.

Immer häufiger bleibt das ungeborene Kind seiner Mutter als **eigenständige Person** unbe-

kannt. Sie nimmt es als Objekt wahr oder als Körper, der in einer bestimmten Größe in ihr heranwächst und entweder zu groß oder zu klein ist. Es ist gewiss ein schwieriger Prozess, sich zu öffnen und zuzulassen, dass der eigene Körper ein fremdes, unbekanntes „Ding" hervorbringt, welches das eigene Leben in Zukunft maßgeblich beeinflusst. Dies ruft natürlich Abwehrmechanismen und Zurückhaltung hervor.

Aber stellen wir uns vor, dass das ungeborene Kind eine eigenständige Beziehung zur Mutter hätte und dass es einen **kontinierlichen Austausch** zwischen den beiden gäbe. Die Mutter nähme die Botschaften auf, die das Kind ihr schickt, und könnte so seine Persönlichkeit kennenlernen und beginnen, das Wesen und die Qualität ihrer gegenseitigen Beziehung sowie die Besonderheiten des Kindes zu verstehen. Sie würde lernen, dass beide im Prozess des Werdens und der Geburt zusammenarbeiten, dass das Kind mit seinen Kräften und seiner Persönlichkeit zur gemeinsamen Arbeit beiträgt und der Mutter genauso hilft wie sie ihm. Also könnte sie sich ihm gegenüber auch öffnen.

> Sich dem Kind gegenüber zu öffnen bedeutet, zuhören und sich selbst gegenüber offen zu werden, dem eigenen tiefen Selbst und dem Leben an sich.

Sich dem **Leben** gegenüber zu öffnen heißt, alle Widerstände aufzugeben – die Widerstände gegenüber dem Leben mit seinen Rhythmen, gegenüber Schmerz und Freude, gegenüber dem Unvorhergesehenen und der Veränderung und gegenüber der Notwendigkeit, sich an die Erfordernisse des Lebens anzupassen. Es bedeutet, sich dem Fluss der biologischen und spirituellen Kräfte anzuvertrauen und sowohl Vertrauen als auch eine positive Vision zu haben. Dann kann die Frau die Herausforderung der Geburt gemeinsam mit ihrem Kind anpacken – in **Harmonie und Kooperation**.

Es macht die Trennung und Loslösung leichter, wenn die Mutter weiß, dass ihr Kind eine **eigenständige Person** ist und sie ihm nach getaner Arbeit auf diese Weise begegnen und es in ihren Armen halten kann. Kurz gesagt kann sie sich dem Kind gegenüber öffnen, in dem sie die Widerstände und damit auch den Schmerz auf ein Minimum reduziert.

> Wenn eine Person sich jedoch öffnet, ist sie auch verletzbar. Der Prozess der emotionalen Öffnung geht der körperlichen Öffnung voraus und macht sie erst möglich.

Dies gilt sowohl für das Wachstum des Bauches in der Schwangerschaft, für die Muttermundsöffnung und die Austreibung bei der Geburt, als auch für den Milchfluss nach der Geburt. Es bedeutet Zuhören, Selbstwahrnehmung, Verletzlichkeit, Unbekanntes, tiefgehender Kontakt mit dem eigenen Ich, archaische Kommunikationsformen, Intuition, uraltes Wissen, Ausdehnung, tiefgehende, archetypische Verständigung mit dem Kind.

Dafür braucht es **Geborgenheit, Respekt** und einen **geschützten Rahmen**. Die Paarbeziehung kann eine wichtige Basis sein, um sich dieser Dimension zu nähern.

> Letztendlich ist es also die Öffnung gegenüber dem Kind bereits in der Schwangerschaft die wichtigste und wirksamste Ressource der Frau, um den Geburtsschmerz zu reduzieren und umzuwandeln bis hin zur Exstase.

Wie alle umfassenden Konzepte beschränkt sich auch dieses nicht nur auf den Augenblick der Überwindung des Schmerzes bei der Geburt, sondern reicht weit darüber hinaus: es lässt sich auf **alle Bereiche der Persönlichkeit** anwenden und wird alle inneren und äußeren Beziehungssysteme drastisch verändern.

Dann sagte eine Frau: Sprich zu uns von der Freude und vom Schmerz.

Und er antwortete:
Eure Freude ist euer entschleiertes Leid.
Und derselbe Brunnen, aus dem euer Lachen hervorsprudelt,
war oftmals mit euren Tränen gefüllt.
Und wie könnte es auch anders sein?
Je tiefer sich Schmerz in euer Wesen gräbt, desto mehr Freude
Könnt ihr fassen.
Ist nicht der Becher, der euren Wein enthält, derselbe Becher, der im
Töpferofen glühte?
Und ist nicht die Laute, die eure Seele erfreut, eben das Holz, das Messerklingen aushöhlten?
Wenn ihr glücklich seid, blickt tief in euer Herz, und ihr werdet erkennen,
dass gerade das, was euch leiden ließ, euch jetzt Freude schenkt.
Wenn ihr bekümmert seid, blickt abermals in euer Herz, und ihr werdet
Sehen, dass ihr in Wahrheit über das weint, was zuvor eure Freude war.

Manche von euch sagen: „Die Freude wiegt schwerer als das Leid", und andere sagen:
„Nein, schwerer wiegt das Leid."
Ich aber sage euch: Die beiden sind untrennbar.
Sie kommen stets gemeinsam, und
Sitzt nur das eine mit euch an eurem Tisch, vergesst nicht, dass das andere auf eurem Bett schläft.
Wahrlich, ihr hängt wie eine Waage zwischen Schmerz und Freude.
Nur wenn ihr leer seid, schwebt ihr reglos und im Gleichgewicht.
Wenn der Schatzhüter euch hebt, um sein Gold und sein Silber zu wiegen,
können eure Freude und euer Schmerz nicht anders als steigen oder fallen.

Khalil Gibran, Der Prophet

8 Wunschsectio – Die vermeintlich einfachere Alternative

Wie kommt es zu diesem Wunsch?

Um diese Frage zu beantworten, müssten wir jede einzelne Frau befragen, die sich entschieden hat, ihr Kind mit einem Kaiserschnitt zur Welt zu bringen. Die Gründe beruhen sicherlich auf jeder persönlichen Lebensgeschichte und sind deshalb individuell. Trotzdem muss ich an dieser Stelle verallgemeinern, um einige mögliche Gesichtspunkte dieser Wahl zu erläutern.

Ich gehe wiederum von der **Physiologie** aus: Was geschieht beim Geburtsprozess? Die Essenz des Gebärens ist ein Sich-öffnen von Körper und Seele, das dem Selbsterhaltungstrieb widerspricht. Diese totale Öffnung macht Angst, da sie dem natürlichen Instinkt, sich zu schützen, entgegensteht.

Körperliche Prozesse, die normalerweise von unserer linken Hirnhälfte unter einer gewissen Kontrolle gehalten werden, „entgleisen" während Schwangerschaft und Geburt. Die **rechte Hirnhälfte** wird absolut dominant, das Gleichgewicht zwischen den beiden Hemisphären schwindet. Gefühle und Instinkte, die bisher im Unterbewusstsein schlummerten, tauchen auf. Die Hormonproduktion läuft auf Hochtouren und zwingt die werdende Mutter in einen Prozess, aus dem sie sich nur durch die Geburt retten kann.

Der Körper fühlt sich dadurch existenziell bedroht, physiologisch ordnet er dieses Geschehen als einen **Angriff** ein: Das Kind greift die Integrität des mütterlichen Körpers an. Die Geburt ist also vom physiologischen Standpunkt aus eine **Aggression**, relativiert durch verschiedene Paradoxien, da es ja um die Arterhaltung geht.

Um dieser Bedrohung zu begegnen, wird das **Kampf-Flucht-Adaptionssystem** stark aktiviert: Zum einen reagiert es auf die Gefahrensignale des Körpers, zum anderen dient es der Arterhaltung.

Funktionsprinzipien des Kampf-Flucht-Adaptionssystems:

Es wird vom archaischen Gehirn (Hypothalamus, Hypophyse, Thalamus, limbisches System), vom sympathischen Nervensystem und der Nebenniere gelenkt.

- Eine innere oder äußere Erregung erreicht das **archaische Gehirn** und setzt es in Alarmbereitschaft.
- Der **Sympathikus** bereitet den Körper auf eine instinktive Handlung vor (Adrenalin), bringt Blut in die Muskeln, aktiviert die **Nebenniere** zur Hormonproduktion (Katecholamine, Cortisole) und gibt einen Energieschub.
- Dadurch kommt es zu einer **instinktiven Handlung**, um sich in Sicherheit zu bringen: entweder Flucht, um sich der Gefahr zu entziehen, oder Angriff, um die Gefahr zu bekämpfen. Durch diese Handlung entlädt sich die Erregung und der Körper kommt wieder in seinen Ruhezustand. Wenn keine **instinktive** Handlung erfolgt, bleibt die Erregung im Körper stecken und führt zu Distress.

Bei der Geburt besteht die einzige Möglichkeit, sich der Bedrohung zu entziehen, im Gebären des Kindes. Die Frau muss sich also für den Angriff entscheiden.

Fluchtverhalten führt unweigerlich zu Rückzug, Verschließen, Distress, Dystokie, PDA oder Kaiserschnitt. Manchmal rührt das Fluchtverhalten davon, dass die Frau sich nicht sicher genug fühlt, den Angriff zu wagen. Angriff ist nur dann möglich, wenn die „Kriegerin" geeignete „Waffen" besitzt und sich ihrer selbst sicher ist. Sie muss die „Gefahr" kennen, um sich ihr zu stellen und sie braucht eine starke Motivation.

„Angriff" im weiblichen Sinn heißt auch Hingabe, sich gehen lassen. Während der Geburt heißt „Angriff" paradoxerweise, der Gefahr entgegenzugehen, indem die Frau sich dem Kind gegenüber öffnet, und sich der Gefahr zu entziehen, indem sie das Kind loslässt.

Wichtig ist, dass die Frau „instinktiv" handelt. Nur durch die **Intuition**, die augenblicklich die Situation erfassen kann, werden die geeigneten, gezielten, unbewussten Impulse aktiviert.

> Das bedeutet, dass wir Hebammen die Frauen ermutigen sollten, auf ihre Intuition zu hören und sie ernst zu nehmen. Wir müssen eine geeignete Umgebung und genügend Intimität für die Geburt schaffen und das parasympathische Nervensystem, die rechte Hirnhälfte der Frau aktivieren. Nur dann kann die Frau „sich öffnen".

Was heißt „sich öffnen"?

> „Sich öffnen" heißt verletzbar werden, in sich und in die Tiefe gehen, dem Unbewussten begegnen, sich selbst fühlen, sich ausdehnen, dem Wesentlichen begegnen, Gefühle aufkommen lassen, die rationale Kontrolle (nicht den Kontakt) verlieren.

Dies macht vielen Frauen mehr Angst als der Schmerz. Um sich auf dieses Erlebnis einzulassen, brauchen Frauen einen absolut geschützten Raum. Dann ist es ihnen möglich, eine tiefe sexuelle Erfahrung zu machen und in Kontakt mit altem, archaischem, archetypischem Wissen zu kommen. Daraus entstehen eine wichtige Ressource und **Kraftquelle für das weitere Leben**.

In unserer Gesellschaft haben solche Prozesse keinen Raum, in unserem Lebensstil vermeiden wir sie nach Möglichkeit. **„Kontrolle" heißt die Devise**! Und die einfachste, sauberste und berechenbarste Kontrolle über das Geburtsgeschehen ist der Kaiserschnitt: eine chirurgische Öffnung unter Narkose, die keine direkte Anteilnahme verlangt und keine tiefen Gefühle aufkommen lässt. Das technologische Paradoxon ist eine Geburt in PDA vor laufendem Fernseher, um sich gefühlsmäßig nicht mit dem Geburtsgeschehen beschäftigen zu müssen – eine **totale Entfremdung**.

Das „technologische" Geburtsmodell

Technisierte Geburtshilfe beruht auf **Angsterzeugung**: Schwangerschaft und Geburt müssen medikalisiert werden, weil der Körper der Frau als unberechenbar interpretiert wird. Er muss deshalb unter stetiger Kontrolle gehalten werden. Auch das Kind ist in diesem Risiko-Denkmodell vermeintlich in ständiger Gefahr, Maschinen überwachen es besser als die eigene Mutter.

Während die Frau durch ihr Kampf-Flucht-Adaptionssystem fähig ist, sich auf eine bekannte und reale Gefahr einzustellen und adäquat zu handeln, wird ihr Sicherheitsgefühl durch abstrakte Drohungen verwirrt und sie kommt dadurch in einen Zustand von Distress, verbunden mit Gefühlen von Angst und Unzulänglichkeit.

Weiterhin vermittelt das technologische Geburtsmodell, dass **Schmerz und Gefühle** unnötig sind, dass eine Geburt nicht unbedingt mit Ekstase und Erfüllung verbunden ist, Bindung ist kein Thema, wir haben ja unsere kulturellen Fähigkeiten als Menschen. Die althergebrachte Weise, dass Kinder „auf tierische

Weise" durch die Vagina geboren werden, passt nicht mehr in unsere rationale fortschrittliche Kultur. Nichtmedizinischer Beistand bei der Geburt wird nicht gefördert und noch immer sind viele Frauen, die vaginal gebären, dem Schmerz durch **unphysiologische Geburtsbedingungen** und **medizinische Eingriffe** doppelt ausgeliefert. Deshalb gibt es viele Angst fördernde Geburtsberichte, die schwangeren Frauen erzählt werden.

Während wir Hebammen versuchen, den Frauen Unterstützung und Empowerment zu geben, antwortet das **ärztliche Geburtsmodell** auf die erzeugten Ängste mit PDA und Kaiserschnitt. Hierbei spielt keinesfalls nur die Sorge um die Frauen eine Rolle, sondern auch ökonomische Faktoren, genauso wie ein patriarchales Machtsystem, das die Frauen und ihr Fortpflanzungspotential unter Kontrolle haben möchte, sie bevormundet und das Ereignis „Geburt" von der linken Hirnhälfte her dominieren will. In diesem System wird die Essenz des Gebärens nicht verstanden, weil das zyklische Prinzip von Leben – Tod – Leben verneint wird.

Vom ärztlichen Standpunkt aus wird die Wahl der Sectio mehr gefördert und respektiert als jede andere Wahl der Frau. Es ist eine „doctor friendly"-Wahl. Unter dem Deckmantel der „Wahl" versteckt sich auch der Drang, das komplexe Geburtsgeschehen in ein rationales Schema zu pressen, das weniger bedrohlich wirkt. Die Verneinung des Todes ist ein weiterer Faktor, der die Wunschsectio politisch und medizinisch legitimiert, trotz erwiesener Nebenwirkungen.

Die „zerstückelte" Frau

Aus denselben Gründen wurde die Frau im Laufe der Jahrhunderte „zerstückelt". Die Kontrolle über die Frau ging seit jeher über und durch ihren Körper und hat ihre Spuren auch in der Seele hinterlassen. Nicht nur während der Geburt, auch in anderen sensiblen Phasen eines Frauenlebens finden **Verletzungen** statt, die Narben hinterlassen, eine negative Prä-

gung und ein ausgeprägtes Fluchtverhalten bewirken. So ist es zum Beispiel für eine Frau, die Misshandlung, Vergewaltigung oder sexuellen Missbrauch erfahren hat, extrem schwierig, sich auf das Eröffnungserleben des Geburtsprozesses einzulassen.

1977, auf dem Höhepunkt der technologischen Geburtsmedizin, wurde in Mexico City ein Stein gefunden, der Coyolxauhqui zeigt, die zerstückelte Göttin des Mondes. Sie symbolisiert Zerstörung und Wiedergeburt des Weiblichen. Auch in anderen Kulturen gibt es zerstückelte Göttinnen. Sie sprechen von der Zerstörung der weiblichen Werte, vom Schnitt und von der Trennung, die im männlichen Wertesystem zentral sind. Sie sprechen aber auch von der Wiedergeburt, die unweigerlich der Zerstückelung folgt.

Die moderne Geburtsmedizin kann somit sowohl die Fortsetzung der historischen Zerstückelung darstellen, als auch in einigen Fällen eine Erlösung für die zerstückelte Frau. Wir Hebammen sollten allerdings andere Formen der Erlösung vorschlagen.

Was wählen die Frauen wirklich?

In **Brasilien** wählen Frauen einen Kaiserschnitt, um ihre sexuelle Potenz zu behalten. Wissen sie, dass eine natürliche Geburt orgiastisch sein kann, dass die Sexualität dadurch vertieft und die Erregbarkeit der Vagina gestärkt werden kann?

In **Italien** wählen Frauen die Sectio, um einer unmenschlichen Geburtshilfe zu entkommen. Wissen sie von alternativen Geburtsmöglichkeiten?

In **England** wählen Frauen den Kaiserschnitt, um den tiefen Gefühlen und dem Schmerz zu entgehen, um den Geburtstermin selbst bestimmen zu können oder als Ausdruck ihres Lebensstils. Wissen sie um die gefühlsbedingte Beziehung mit dem Kind, die die Entwicklung seines Gehirnes und seiner Seele fördern?

Verschiedene Untersuchungen zeigen, dass wenige Frauen nach einem Kaiserschnitt diesen Geburtsmodus erneut wählen würden, die meisten wünschen sich eine Spontangeburt. Die Frauen, die sich nach einer vaginalen Geburt beim nächsten Mal für einen Kaiserschnitt entscheiden würden, hatten meist eine traumatische Geburt mit Wehenmittel, PDA, Episiotomie etc.

Hinter der vermeintlich selbst bestimmten Wahl stehen also überwiegend Angst, Hypermedikalisierung, Desorientierung durch die Medien und Machtkonflikte.

Kurz- und langfristige Nebenwirkungen eines Kaiserschnittes

Gesundheitliche Nebenwirkungen

- Die **mütterliche Mortalität** steigt um das Vierfache im Vergleich zur Spontangeburt (Wagner, 2001).
- Blutungen, Infekte, Lungenembolie, Verletzungen der Blase sind mögliche kurzfristige Komplikationen, dazu kommen die möglichen Komplikationen der Anästhesie.
- Transfusionen, Blutarmut, Wundheilungsprobleme, Endometritis, Abszesse oder Thrombophlebitis im Becken, Fieber sind mögliche Probleme im Wochenbett.
- Längerer Krankenhausaufenthalt, postpartale Schmerzen, Depressionen und Stillprobleme sind übliche Folgen (Clement S., 2000).
- **Langzeitprobleme** können sein: Plazentaprobleme bei nachfolgenden Schwangerschaften, vermehrte Häufigkeit von Eileiterschwangerschaften, Hysterektomie, reduzierte Fruchtbarkeit oder Sterilität (Jolly, Walker, Bhabra, 1999)

- Für das **Kind** bestehen mögliche Komplikationen neben Verletzungen durch das Skalpell in Adaptionsproblemen, da eine geplante Sectio meist eine zu frühe Geburt für das Kind bedeutet, das noch nicht bereit dafür ist. Durch die fehlenden Wehen produziert es kein fetales Adrenalin und ist deshalb nicht auf den Wechsel ins Leben vorbereitet. Daraus ergeben sich Schwierigkeiten bei Atmung, Temperaturregulation (fehlendes braunes Fett), Orientierung, beim ersten Saugen und bei der Bindung mit der Mutter (das Kind ergreift nicht selbst die Initiative). Das Kind erhält weniger plazentares Blut und hat deshalb ein erhöhtes Risiko für Blutarmut in den ersten Lebensjahren, eine weitere bekannte Langzeitkomplikation ist Asthma (Rapisardi, 2001).

Nebenwirkungen auf das Verhalten

- Die Bewegungsfreiheit der Frau ist nach einer Sectio stark eingeschränkt, in den ersten Tagen durch den postoperativen Schmerz, in den nächsten 6–8 Wochen durch die fehlende Bauchmuskulatur. Dadurch werden die Beziehung zum Kind, das Stillen und die Stimmung beeinflusst. Eine dysphorische Mutter hemmt den Saugreiz des Kindes.

Nebenwirkungen auf die Gefühle

- Die Nebenwirkungungen auf die Gefühle sind stark, aber wenig beachtet. Frauen berichten nach einer Sectio von Gefühlen des Ausgeliefertseins, vom fehlenden Geburtserlebnis, fehlender Befriedigung, psychischem Schmerz, gesunkenem Selbstwertgefühl und Ohnmachtsgefühlen.
- Der Wunsch, weitere Kinder zu bekommen, ist deutlich reduziert.
- Die ganze körperliche und psychische Mutter-Kind-Beziehung wird von der Sectio geprägt.

Was erlebt ein durch Kaiserschnitt geborenes Kind?

Nadia Filippini, Historikerin aus Venedig, spricht über die Kaiserschnittgeburt als die *„Geburt ohne Mutter"*. Das Kind wird zwar geboren, wird aber nicht empfangen. Es wird keine Mutter geboren. Der Geburtsvorgang ist wichtig für die Trennung vom Kind, das bedingungslose Sich-öffnen hilft bei der Verwandlung der Frau in eine Mutter und beim Empfangen des Kindes.

> Bei der **geplanten Sectiogeburt** ist das Kind alleine und unvorbereitet. Es kann nicht verstehen, was geschieht und reagiert mit Desorientierung. Es fehlt ihm die Erfahrung von Kraft und Reaktionsfähigkeit, es hat keine Entscheidung getroffen und ist sich seiner Geburt nicht bewusst.

Durch das **fehlende Adrenalin** bei der Geburt sind Kaiserschnittkinder erwiesenermaßen stressanfälliger. Die Adaptation an die äußere Welt wird schwieriger und das Kind kann sich schlecht orientieren. Laut Michel Odent fehlt Sectiokindern die biologische Sprache der Liebe, da sie ohne die Liebeshormone (Oxytocin, Endorphine, Prolaktin) geboren worden sind. Es wird heutzutage viel über Gewaltprävention diskutiert – vielleicht sollten wir hierbei auch diese Überlegungen miteinbeziehen.

Der Einfluss eines geplanten Kaiserschnittes auf den biologischen Rhythmus des Mutterwerdens

Schwangerschaft, Geburt und erstes Lebensjahr folgen biologisch bedingten Rhythmen, deren Ziel die Anpassung an das neue Leben ist. Diese Rhythmen werden in der Schwangerschaft geprägt, wiederholen sich während der Geburt und verstärken sich nochmals im ersten Lebensjahr in der Mutter-Kind-Beziehung; bis dahin sind sie bereits erlernt. Biologisch gesehen werden sie von den Hormonen des Kindes bestimmt, werden aber vom Verhalten und von den Gefühlen moduliert.

Der **Grundrhythmus** ist folgender:
* erstes Trimenon: Anpassung durch Krisen und Ängste
* zweites Trimenon: Integration, Symbiose mit dem Kind, sich öffnen, aktive Ausgeglichenheit
* drittes Trimenon: Erregung, Beginn der Trennung, Nestbautrieb, Wechsel von aktiven und passiven Zeiten in immer kürzeren Zeitspannen und dadurch Vorbereitung auf den Rhythmus der Wehen, Steigerung der Energie und Spannung, Aktivierung des Kampf-Flucht-Systems.

Bei der Geburt wiederholen sich diese Themen:
* die Latenzphase entspricht hierbei dem ersten Trimenon
* die Eröffnungsphase dem zweiten Trimenon
* die Austreibungsphase dem dritten Trimenon

Sobald das Kind dann geboren ist, beginnt dieser Zyklus wieder von vorn.

Der Rhythmus ist von **Bindung und Trennung** geprägt und wiederholt sich im Leben mit dem wachsenden Kind immer wieder. Bindung ist die Voraussetzung für die Fähigkeit, sich zu trennen, was wiederum für die Entwicklung notwendig ist.

Fehlen nun bei einer **Wunschsectio** die Geburt und die Vorbereitung darauf, so fehlt auch der Energiestoß vor der Geburt, das Sich-öffnen, um sich vom Kind zu trennen und es danach als Mutter wieder anzunehmen. Die Energie der Schwangerschaft kann nicht abgeladen werden. Das Kampf-Flucht-System wird ersetzt durch eine Art Lähmung, die Frau ist gefangen in ihren Grenzen und hat keinen Zugang zu ihren Ressourcen. Ihre aggressive Fähigkeit, instinktiv zu kämpfen, geht verloren, sie wird statisch, kraft- und machtlos

(P. Levine, 1997), sie hat keine Wahlmöglichkeit mehr, andere entscheiden für sie.

Wenn das Kind dann da ist, ihrem Körper entrissen ohne die biologische Hilfe der Hormone und ohne die menschliche Hilfe weiser Hebammen, ist die Mutter dem Kontakt und den Anforderungen des Kindes hilflos und unvorbereitet ausgesetzt. Schmerz, Ängste, tiefe Gefühle und Schwierigkeiten, die sie durch den Wunschkaiserschnitt vermeiden wollte, können sich über lange Zeit immer wieder bemerkbar machen (besonders stark nach der Geburt des ersten Kindes).

> Was fehlt, ist die biologische Kompensation und das tiefe Befriedigungsgefühl, über welche die Frauen nach einer natürlichen Geburt verfügen.

Ist eine Wunschsectio ethisch vertretbar?

Wenn wir uns auf wissenschaftliche Evidenzen und auf die Qualität der Geburtserfahrung stützen, kommen wir nicht um die ethische Frage herum, ob man einen Eingriff, der der Gesundheit schadet und ein erhöhtes Todesrisiko in sich birgt, überhaupt zur Wahl stellen darf?

Ärzte beschreiben ein neues Phänomen als Indikation für einen Kaiserschnitt: die **Tokophobie**, Angst vor den Wehen. Walsh (2002) bezeichnet diese Angst als eine sozial aufgebaute Erscheinung, als **iatrogene Angst**, verstärkt durch die Medien, die die Idee der medikalisierten Geburt unterstützen. Hervorgerufen auch durch schlechte Erfahrungen im Familien- und Freundeskreis, durch unpersönliche Behandlung und fehlende kontinuierliche Pflege und Betreuung.

Dodwell (MIDIRS, 2002) fordert, dass jede Frau mit Sectiowunsch die Möglichkeit haben sollte, mit einer Hebamme zu sprechen und über alternative Geburtsmöglichkeiten und Unterstützung informiert werden sollte.

Was heißt überhaupt „wählen"?

Information ist eine wichtige Voraussetzung, um eine Wahl treffen zu können, aber sie allein reicht nicht aus. Wählen ist kein Akt, sondern ein Prozess, der Zeit benötigt und in verschiedenen Schritten abläuft.

Im **technologischen Geburtsmodell** ist die Wahl zu einem Zwang geworden, durch den sich die Frau mit Hilfe verschiedener Zahlen, abstrakter Statistiken und abstrakter möglicher Risiken bewegt. Der Arzt ist nicht mehr derjenige, der Wissen und Rat vermittelt, sondern er stellt der Frau eine Reihe von möglichen, unsicheren, medizinischen Prozeduren vor, aus denen sie wählen soll – auf ihr eigenes Risiko. Die so herauf beschworene Angst wird mit weiteren Vorschlägen medizinischer Interventionen kuriert, zwischen denen die Frau abermals wählen darf bzw. muss.

> Die komplette Unsicherheit der Technologie wird also auf die Frau abgewälzt und führt sie immer weiter weg von ihrem Körper und ihrem Empfinden. Das macht sie immer unfähiger, eine wirkliche Wahl zu treffen und immer bedürftiger nach Beratung von so genannten Fachleuten (Illich, 2002).

Diese **Beratung** kann **niemals objektiv** sein, sie ist immer geprägt von persönlichen Gedanken und Erlebnissen, vom eigenen sozialen Hintergrund und vielen anderen Einflüssen.

Außerdem berühren diese Information nur die rationale Seite der Frau. Es entsteht ein **tiefer Konflikt** zwischen dieser Art von „Wahl" und den persönlichen Erfahrungen der Frau. Es ist ein Konflikt zwischen dem Sozialinstinkt (Bedürfnis nach Gruppenzugehörigkeit) und dem biologischen Instinkt (Arterhaltung und Selbstverwirklichung). Wenn Entscheidungen rein rational getroffen werden, bleiben oft **Schuld- und Unzulänglichkeitsgefühle** bei der Frau zurück.

Es ist wichtig für uns Hebammen, uns dieses Konfliktes bewusst zu sein. Eine Wahl ist immer beeinflusst von tieferen Bedürfnissen und durch das Kampf-Flucht-System. Wenn wir gut zuhören und uns der genannten Aspekte bewusst sind, können wir oft das Problem erkennen, das hinter der Wahlfrage steht und die Frau dabei begleiten.

> Eine **wirkliche, freie Wahl** ist bipolar: Informationen werden mit den eigenen Gefühlen und der Intuition verknüpft und so für die eigene Situation bewertet. Das braucht Zeit, Gelegenheit zu Erfahrungs- und Gefühlsaustausch, Experimentiermöglichkeiten und Körpererfahrung – also alles, was ein guter Geburtsvorbereitungskurs bieten kann.

Schwerwiegende Entscheidungen sind nicht in kurzer Zeit zu treffen, es sei denn, sie sind instinktiv und vom Kampf-Flucht-Adaptionssystem diktiert. Es macht also keinen Sinn, mit einer Frau eine halbe Stunde vor der Anästhesie über ihre Wahl einer Sectio zu diskutieren.

Wählen erscheint schwierig, denn es bedeutet, auf sich selbst zu hören, sich der eigenen Ambivalenz aussetzen und sie bearbeiten, Verantwortung übernehmen und die Gefahr eingehen, von anderen angegriffen oder ausgeschlossen zu werden.

Nicht wählen scheint einfach, denn andere übernehmen die Verantwortung.

Das Ergebnis ist jedoch genau umgekehrt: im ersten Fall Befriedigung, Verständnis, Lernen und Wachsen, im zweiten Fall Frustration, Unverständnis, Konflikt, Entfernung von sich selbst.

Wir **Hebammen** sollten auch darauf achten, wann und unter welchen äußeren Bedingungen wir die Wahl der Frau thematisieren. Wann vermitteln wir einfach unser Wissen und sind leitend? Müssen Frauen immer wählen oder sollen/dürfen wir auch leitend sein?

Es wird viel über die Wahlfreiheit und die so genannte Selbstbestimmung der Frau geredet, aber da ist auch noch das **Kind**. Es hat keine Wahl. Oder vielleicht doch? Vielleicht ist es in seinem Schicksal bereits festgelegt, welche Art Geburtsprägung es für sein Leben braucht? Nur die Mutter selbst kann das spüren. Auf das Kind zu hören, mit ihm zu sprechen, es zu orientieren, ist ein wichtiger Teil des Entscheidungsprozesses. Wir Hebammen können den Frauen dabei helfen, indem wir den Kontakt mit dem Kind schon früh in der Schwangerschaft fördern.

Betreuung von Frauen mit Sectiowunsch

Während diese Wahl dem Arzt meistens voll entspricht, ist es vielen Hebammen nicht sehr wohl dabei. Es gibt häufig Gefühle der Entfremdung („sie ist die Patientin des Arztes, was habe ich mit ihr zu tun?"), Vorurteile, Frustration und Ärger („sie überspringt das Geburtsgeschehen, das für mich so wichtig ist", „sie macht es sich einfach", „sie ist egoistisch, will den Termin bestimmen" usw.). Häufig empfinden wir auch Versagen, Ohnmacht, Desinteresse und sicherlich einen Mangel an Empathie.

Auch als Hebamme haben wir ein Geburtsmodell gewählt. Ist es das technologische, so handelt es sich vielleicht „nur" um einen chirurgischen Eingriff ohne weitere Bedeutung. Ist es das „Midwifery Modell", so sind wir ethisch nicht einverstanden, haben aber keine Gelegenheit, an die Frau heranzukommen und sind deswegen frustriert.

Was berühren diese Frauen in uns Hebammen?

Viele von uns haben diesen Beruf gewählt, weil sie selbst eine Verletzung oder Narbe im eigenen mütterlichen oder weiblichen Terrain haben. Indem wir Geburten begleiten, die Emotionen der Geburt immer und immer wieder erleben, können wir uns langsam selber heilen. Aber wir brauchen Erfolgserlebnisse, wir brauchen den Erfolg der Frauen, die wir begleiten – beim Gebären, bei der liebevollen Beziehung zum Kind und beim Stillen. Das bestätigt uns und unser zerstückeltes Fortpflanzungspotential.

Tatsächlich ist aber auch dasjenige vieler Frauen, die wir begleiten, verletzt. Deshalb gibt es viele schwierige Situationen und schwierige Geburten. Diese begleiten wir zwar vielleicht trotzdem mit Empathie, aber sie erschöpfen uns, weil das Erfolgserlebnis fehlt. Eine Frau, die sich dem ganz entzieht, die ihr schöpferisches Potential komplett verneint, provoziert unsere Ablehnung. Vielleicht sollten wir uns in diesem Zusammenhang nochmals an den Archetypus der zerstückelten Frau erinnern und durch sie zur **Empathie** zurückfinden: durch das Bewusstsein, dass wir alle zerstückelt sind, einen intakten Kern haben und uns alle in einem Heilungsprozess befinden. Auch eine Frau mit Wunschsectio ist eine Frau in ihrer Verwandlung zur Mutter. Sie braucht dazu nur mehr Hilfe.

Betreuung vor der Geburt

Eine Frau mit Sectiowunsch nimmt eher selten Hebammenbetreuung während der Schwangerschaft in Anspruch oder kommt in einen Geburtsvorbereitungskurs. Es ist eine Wahl, die meistens über den Gynäkologen läuft. Sollte sie sich dennoch an uns wenden, hier einige Überlegungen für die Beziehung mit ihr:

Da die Wahl angstbedingt ist, eine Flucht- oder Lähmungsreaktion, und die Frau keine „Waffen" für den Angriff hat, sollten wir die Frau nicht in Frage stellen. Wir können zuhören und spüren, woher die Angst kommen könnte. Dann können wir mit ihr gemeinsam Instrumente erarbeiten, die ihr Sicherheit geben. Dabei sollte der **Kontakt mit dem Kind** und **mit dem eigenen Körper** im Vordergrund stehen.

Wir können von ihren grundlegenden Bedürfnissen ausgehen und versuchen, ihr **andere Antworten** anzubieten als die der technologischen Medizin:
- Sicherheit für sich und das Kind
- Integrität
- Bindung mit dem Kind
- Ausdruck

Dies sind die **persönlichen Bedürfnisse**, die dem biologischen Instinkt entsprechen. Hilfreich ist hierbei **Körperarbeit**, die auf Fühlen und Kontakt beruht, Atmung, Entspannung, Visualisierungen, Beckenbodenarbeit, Singen, Sprechen und sich in der Gruppe austauschen.

Die notwendigen **Informationen** sind diejenigen, die die Physiologie betreffen, den Zusammenhang zwischen körperlichen Vorgängen, Verhalten und Emotionen.

Das **Ziel** ist, die endogenen Ressourcen kennenzulernen und zu aktivieren, in Richtung des „Sich-Öffnens" zu arbeiten, auch wenn das nur in kleinen Schritten möglich sein sollte. So kann die Frau Sicherheit finden und mehr Möglichkeiten, sich auf das Geburtserlebnis einzulassen.

Diese Arbeit ist besonders wichtig, wenn die Sectiowahl auf einem Erlebnis **sexueller Gewalt oder Missbrauch** begründet ist. Auch nach dem Kaiserschnitt macht diese Arbeit noch Sinn. Es geht um
- Schutz
- Intimität
- Unterstützung, Halt
- (Mit-)Teilen
- Anerkennung

Dies sind die Bedürfnisse, die dem **sozialen Instinkt** entsprechen. Hilfreiche Instrumente hierfür sind
- die Gruppe: Hierbei ist es wichtig, dass die Hebamme die gemeinsamen Werte hervorhebt, damit ein Gefühl der Zugehörigkeit entsteht und die persönlichen Werte und Ideen gestärkt werden. Die Gruppe soll Raum bieten für Ausdruck und Austausch
- Unterstützung von Familie und Umfeld

- die Umgebung für die Geburt: sie soll bekannt sein, Vertrauen einflößen, Schutz und Intimität bieten
- die Wahl der Geburtsbegleiter: sie sollten angstfrei oder sich ihrer Ängste bewusst sein
- Hilfe anbieten, um realistische anstatt idealer Erwartungen an die Geburt zu schaffen

Notwendige Informationen hierfür sind solche über Routinemaßnahmen, Geburtsmodelle, historische Entwicklung der Geburtsmedizin, Vermittlungsstrategien, Wahlmöglichkeiten, Entscheidungshilfen.

Das **Ziel** ist es, den Konflikt zwischen dem biologischen und sozialen Instinkt zu vermindern. Diese Arbeit ist besonders wichtig, wenn die Angst vor der Geburt iatrogene Ursachen hat. Es geht um
- Handlung
- Entscheidung
- Kampf

Dies sind **Überlebensinstinkte**, die wertvoll sind für eine sichere Geburt. Instrumente dafür sind
- **Ängste erkennen und beschreiben:** Dies bedeutet Ausstieg aus dem Risikodenken und die persönliche Situation erspüren. Wenn die Angst einen Namen hat und die Gefahr konkret ist, können „Waffen" entwickelt werden, um sie anzugehen. Dafür ist es wichtig, ehrlich auf alle Aspekte einzugehen, zum Beispiel auf den Schmerz nach einem Kaiserschnitt.
- **Die Reaktionsfähigkeit steigern,** um sich anpassen zu können: mit Hilfe von Bewegung und/oder tiefer Entspannung heraus aus der Starre oder Lähmung zu kommen, damit sich ein natürlicher Rhythmus einpendeln kann. Das kann während der Schwangerschaft oder nach der Geburt geschehen. Die instinktive Reaktionsfähigkeit erlaubt zusammen mit der analytischen Reaktionsfähigkeit eine bewusste Wahl, bei der die tiefen Bedürfnisse der Selbsterhaltung und der Integrität respektiert werden.
- Die **Reaktionsfähigkeit des Kindes bewusst machen**, die Grundlage seiner Gesundheit, Sicherheit und Lebensenergie ist.

Hierfür braucht es **Informationen** über die Physiologie und die Gesundheit. Das Ziel ist es, eine starke Motivation zu schaffen, um den Selbsterhaltungsinstinkt und die Lebensenergie zu stimulieren. Diese Arbeit ist besonders wichtig, wenn die Frau gelähmt vor Angst ist.

Alle diese Instrumente können jederzeit vor oder nach der Geburt angewandt werden; sie sind der Weg zur Heilung.

Betreuung während der Geburt

Häufig begegnen Hebammen der Frau mit Wunschkaiserschnitt zum ersten Mal im Krankenhaus kurz vor, während oder nach dem Eingriff. Was können wir tun? Wo könnten die Schwerpunkte sein bei der Betreuung?

Beginnen wir beim Moment der **ersten Begegnung** mit der Frau:
- Wenn wir ihr ohne Vorurteile zuhören, können wir ihre **Bedürfnisse spüren**, vielleicht auch die spezifischen Ängste und Verletzungen, die sie zu dieser Wahl gebracht haben. Das hilft uns, die Frau als Person anzunehmen, nicht als „Fall" zu betrachten und so unser Werteschema zu verändern.
- Die Hebamme kann sich als **Bezugsperson für das Geburtserlebnis** anbieten, für das Ereignis, bei dem ein Kind zur Welt kommt und eine Frau zur Mutter wird. Dabei sollte sie den Rhythmus und die Phasen des Mutterwerdens vor Augen haben und ihn der Frau nahebringen, nicht nur den Moment der Geburt.
- Sie kann die Frau **während des Eingriffs begleiten**, sie ermutigen, der Geburt ihres Kindes zuzuhören, gut durchzuatmen, mit ihrem Kind zu sein, mit ihm zu sprechen, es zu orientieren und zu empfangen. Sie kann somit die **erste Bindung fördern**, obwohl sie unter schwierigen Umständen stattfindet.
- Sie kann der Mutter nahe sein in den ersten Stunden und Tagen, wissend, dass sie Hilfe braucht, Schmerzen leidet und keine hormonelle Unterstützung hat für das Bonding und das Stillen.

- Sollte die Mutter Schwierigkeiten haben, die Beziehung zum Kind aufzunehmen, kann die Hebamme den Vater aktivieren. Sie kann ihm von der Wichtigkeit erzählen, das Kind zu informieren, zu orientieren und zu empfangen. Sollte auch der Vater dazu nicht in der Lage sein, kann es die Hebamme selbst tun.

Die Frau wird **Mutter** und kann auch bei einer Wahlsectio aktiv sein. Das hilft ihr, einen Teil ihrer selbst zu integrieren, den Energieschub des dritten Trimenons wenigstens teilweise zu nutzen.

Das **Kind** kommt zur Welt und seine Persönlichkeit wird geprägt für sein ganzes Leben. Es braucht Hilfe, Orientierung, Anweisung und Unterstützung, um die Trennung von der Mutter zu realisieren und zu erleben.

Der Mann wird **Vater**, seine Verantwortung wächst und er braucht mehr Kraft, um eine gute ökologische Potenz für seine Familie zu sein. Er braucht Hilfe, um in die neue Rolle hineinzuwachsen und sie zu verstehen.

Betreuung nach der Geburt

Im Wochenbett und in den Monaten danach geht der Öffnungsprozess weiter. Das Kind braucht Raum bei seinen Eltern, den es zu schaffen gilt. Das ist schwieriger, wenn keine Öffnung während der Geburt stattgefunden hat. Die Hebamme kann bei der Wochenbettbetreuung und in speziellen Nachbetreuungsgruppen langsam die Physiologie wieder aufbauen, in dem sie gezielt eine intensive **Mutter-Kind-Bindung fördert**. Wichtige Schwerpunkte dabei sind

- tiefe Körpermassage
- das Imitieren des natürlichen Geburtsprozesses
- das Fördern der Reaktionsfähigkeit des Kindes und des Kampf- und Entscheidungsinstinktes
- das Üben von Rhythmus, Symbiose und Trennung
- das Fördern des Vertrauens der Mutter in ihr Kind

Die **Trennungsfähigkeit** hat viel zu tun mit Vertrauen und gehen lassen. Mutter und Kind werden immer wieder mit dieser Notwendigkeit konfrontiert werden. Was sie nicht bei der Geburt erfahren haben, kann bewusst geübt werden. Der Vater als männliches Trennungsprinzip kann dabei eine wichtige Rolle spielen.

> Die Aufarbeitung des Geburtserlebnisses ist wichtig, da häufig nach einigen Monaten Schuld- und Versagensgefühle auftauchen. Wieder Vertrauen zu sich selbst zu finden, hilft auch, dem Kind Vertrauen zu geben.

Zusammenfassend möchte ich betonen, dass es darum geht, auf die reelle, wirkliche Situation der Frau und des Kindes, auf Schmerzen und Gefühle einzugehen, präsent zu sein und dabei den natürlichen Verlauf als Bezugspunkt und Weg der Heilung zu behalten, obwohl die Zeiten und Rhythmen verschoben sind. Wir können die Physiologie wieder aufbauen und auf Umwegen die Prozesse der Erneuerung begleiten und fördern. **Grenzen akzeptieren und erweitern**, darin sehe ich die Aufgabe der Hebamme. Heilung als Weg, nicht als Ziel ist mein Vorschlag.

Literatur

Agnetti, Bruno et al.: IPNOSI E AUTOIPNOSI IN GRA-VIDANZA, Bonomi ed.1997

Agnetti, Bruno: L'IPNOSI MEDICA NEL PARTO, Grasso ed. Bologna, 1992

Anderson, T.: THE MISLEADING MYTH OF CHOICE: THE CONTINUING OPPRESSION OF WOMEN IN CHILDBIRTH, MIDIRS, vol.12, n.3, Sept 2002, pp 405–407

Arms, Suzanne: THE IMMACOLATE DECEPTION, Houghton Mifflin Book Company, Boston,1975

Beech, Beverly: WHO IS HAVING YOUR BABY?, Association for Improvement in the maternity services – AIMS

Beech, Beverly: OVERMEDICATED AND UNDERINFORMED, AIMS Journal, vol.11, n.4, Winter 2000

Bing, E.: DIE LAMAZE METHODE, Marion von Schroeder Verlag,1967

Bonica, John J. (herausgegeben von): ANESTESIA E ANALGESIA IN OSTETRICIA, il pensiero scientifico ed. Roma 1977

Bottaccioli, Francesco: PSICONEUROIMMUNOLOGIA, Red. ed.1996

CeVeas (Centro per la valutazione dell'efficacia dell'assistenza sanitaria): LA SORVEGLIANZA DEL BENESSERE FETALE IN TRAVAGLIO DI PARTO: LINE GUIDA BASATA SU PROVA DI EFFICACIA (www.saperidoc.it), 2004

Clement, S.: PSYCHOSOCIAL OUTCOMES WITH DIFFERENT MODES OF DELIVERY IN ROYAL COLLEGE OF MIDWIVES, National childbirth trust; The rising cesarean rate: causes and effects for public health. Conference report 7, nov. 2000, London

Chertok, Leon u. Langen, Dietrich: PSYCHOSOMATIK DER GEBURTSHILFE, Hippokrates Verlag, Stuttgart,1968

Davis Floyd, Robbie E.: BIRTH AS AN AMERICAN RITE OF PASSAGE, University of California Press, 1992

Dick-Read, Grantley: CHILDBIRTH WITHOUT FEAR, Harper & Row, New York, 1933
Deutsche Ausgabe: MUTTERWERDEN OHNE SCHMERZ, Verlag Hoffmann und Campe, Hamburg,1953

Dodwell, M.: SHOULD WOMEN HAVE THE RIGHT TO A CLINICALLY UNNECESSARY CESAREAN SECTION?, MIDIRS, vol 12, n.2, Jun 2002, pp 274–277

Donati et al.: VALUTAZIONE DELL'ATTIVITA DI SOSTEGNO E INFORMAZIONE DELLE PARTORIENTI: INDAGINE NAZIONALE, Istituto superiore di Sanità, Roma, 2001

Ehrenreich, Barbara u. English, Deidre: WITCHES, MIDWIVES AND NURSES, Feminist press, New York, 1973
Deutsche Ausgabe: HEXEN, HEBAMMEN UND KRANKENSCHWESTERN, Verlag Frauenoffensive, München, 1975

Enkin, Keirse, Chalmers: A GUIDE TO EFFECTIVE CARE IN PREGNANCY AND CHILDBIRTH, Oxford University Press, 1989
Deutsche Ausgabe: EFFEKTIVE BETREUUNG WÄHREND SCHWANGERSCHAFT UND GEBURT, Verlag Huber, Bern, 1998

Erickson, Milton H.: ADVANCED TECNICS OF HYPNOSIS AND THERAPY, Grune & Stratton, New York/London, 1967

Filippini, Nadia: „LA NASCITA STRAORDINARIA" TRA MADRE E FIGLIO – LA RIVOLUZIONE DEL TAGLIO CESAREO, Franco Angeli Storia, 1995

Gaskin, Ina May: SPIRITUAL MIDWIFERY, Summertown, Tennessee 1978
Deutsche Ausgabe: SPIRITUELLE HEBAMMEN, Papyrus Verlag, Hamburg, 1982

Gaskin, Ina May: INA MAY'S GUIDE TO CHILDBIRTH, Bantam Books, 2003
Deutsche Ausgabe: DIE SELBSTBESTIMMTE GEBURT, Kösel Verlag, 2004

Van Gennep, A.: LES RITES DE PASSAGE, 1909
Deutsche Ausgabe: ÜBERGANGSRITEN, Campus Verlag, Frankfurt/Main, 1986

Gibran, Khalil: THE PROPHET, Alfred A. Knopf, New York, 1923
Deutsche Ausgabe: DER PROPHET, Neuübersetzung, Deutscher Taschenbuch Verlag, München, 2002

Gordon, Richard: YOUR HEALING HANDS – THE POLARITY EXPERIENCE, Unity Press, Santa Cruz, 1978
Deutsche Ausgabe: DEINE HEILENDEN HÄNDE, Hugendubel Verlag, München, 1980

Hewitt, James: THE COMPLETE RELAXATION BOOK, A MANUAL OF EASTERN AND WESTERN TECHNIQUES, Rider ed. London 1986
Deutsche Ausgabe: ENTSPANNUNGSTECHNIKEN: FERNÖSTLICHE UND ABENDLÄNDISCHE ENTSPANNUNGSMETHODEN, Heyne Verlag, München, 1985

Hodnett E.D.: CONTINUITY OF CAREGIVERS FOR CARE DURING PREGNANCY AND CHILDBIRTH, Cochrane review, Cochrane Library Issue 3, Oxford 2001

Istituto superiore di sanità, Roma:POLITICHE PER LA NASCITA NEL 2000: ANALISI EPIDEMIOLOGICA E ORGANIZZAZIONE DELL' ASSISTENZA, 2000

Jacobson B, Nyberg K, et al: OBSTETRIC PAIN MEDICATION AND EVENTUAL ADULT AMPHETAMINE ADDICTION IN OFFSPRING, ACTA Obstet. Gynecol. Scand. 1988; 67:677–682

Jacobson B, Nyberg K, et al: OPIATE ADDICTION IN ADULT OFFSPRING THROUGH POSSIBLE IMPRINTING AFTER OBSTETRIC TREATMENT, BMJ 1990; 301:1067–70

Jolly, J., Walker, J., Bhabra, K.: SUBSEQUENT OBSTETRIC PERFORMANCES RELATED TO PRIMARY MODE OF DELIVERY, British Journal of Obstetrics and Gynecology, 1999, 106: pp 227

Jordan, Brigitte: BIRTH IN FOUR CULTURES: A CROSS-CULTURAL INVESTIGATION OF CHILDBIRTH IN YUCATAN; HOLLAND; SWEDEN AND THE UNITED STATES; 1980

Kitzinger, Sheila: WOMAN'S EXPERIENCE OF SEX: THE FACTS AND FEELINGS OF FEMALE SEXUALITY AT EVERY STAGE OF LIFE, Penguin Books, 1985
Deutsche Ausgabe: SEXUALITÄT IM LEBEN DER FRAU, Biederstein-Verlag, München, 1986

Leboyer, Frédérick: CETTE LUMIÈRE D'OU VIENT L'ENFANT, Editions du Seuil, 1978
Deutsche Ausgabe: WEG DES LICHTS, Rowohlt Taschenbuchverlag, 1978

Levine, Peter A., TRAUMA-HEILUNG, Synthesis-Verlag, Essen, 1997

Mead, Margareth: MALE AND FEMALE: A STUDY OF SEXES IN A CHANGING WORLD, 1949
Deutsche Ausgabe: MANN UND WEIB, Rowohlt Verlag, 1958

Melzack, Ronald: PUZZLE OF PAIN, Penguin, USA, 1973
Deutsche Ausgabe: DAS RÄTSEL DES SCHMERZES, Hippokrates-Verlag, 1978

Melzack, Ronald u. Wall, Patrick D.: THE CHALLENGE OF PAIN, Penguin USA, 1989

MIDIRS Database 1988–1993 and 1993–1997, References from: EPIDURALS, EPIDURALS – POSTNATAL EFFECTS

MIDIRS: Informed choice for professionals: EPIDURAL PAIN RELIEF DURING LABOUR, Midirs and NHS Centre for Reviews and Dissemination, 1997

Moore, C.D. et al.: TRANSCUTANEOUS ELECTRICAL NERVE STIMULATION DOES NOT RELIEVE LABOR PAIN, UPDATED SYSTEMATIC REVIEW, Obstetrics and Gynec., Vol. 9, N. 3, Sep 1977, Pp 195–205
Abstract and comment of Terry Coats, midwife: Midirs 1998, pp 64

Newton N.: THE FETUS EJECTION REFLEX REVISTED, Birth, 1987, 14: 106–108

Nyberg K : STUDIES OF PERINATAL EVENTS AS POTENTIAL RISK FACTORS FOR ADULT DRUG ABUSE, Thesis – Dept. of clinical alcohol and drug addiction Research, Karolinska Institute, Stockholm, Sweden, 1993

Oakley, Ann: FROM HERE TO MATERNITY, Penguin Books, England, 1979

Odent, Michel: IL BEBE' E' UN MAMMIFERO, Red ed. 1989
Originaltitel: VOTRE BÉBÉ EST LE PLUS BEAU DES MAMMIFERS

Odent, Michel: THE SCIENTIFICATION OF LOVE, Free Association Books, 1999
Deutsche Ausgabe: WURZELN DER LIEBE, Walter-Verlag, Düsseldorf, 2001

Odent, Michel: PRIMAL HEALTH RESEARCH NEWSLETTER, Vol 1, N.1, Summer 1993

Paciornik, Moyses: COME PARTORIRE ACCOCCOLATE, IPSA ed;1982
Originaltitel: REDÉCOUVERT CHEZ LES INDIENS: APPRENEZ L'ACCOUCHMENT ACCROUPI; LA MEILLEURE POSITION NATURELLE POUR VOUS ET VOTRE ENFANT

Parvati Baker, Jeannine, Baker, Frederick: CONCIOUS CONCEPTION, ELEMENTAL JOURNEY THROUGH THE LABYRINTH OF SEXUALITY, North Atlantic Books, 1986

Pescetto, G.: MANUALE CLINICO DI OSTETRICIA E GINECOLOGIA, Società editrice Universo, 1974

Piscicelli U.: TRAINING AUTOGENO RESPIRATORIO, Piccin ed. 1972

Rapisardi, Gherardo: LA NASCITA DA TAGLIO CESAREO: E DIVERSO PER IL NEONATO? Donna & Donna No 32, p 26–27, Centro Studi Il Marsupio, 2001

Reich, Wilhelm: THE DISCOVERING OF THE ORGONE: 1. THE FUNCTION OF THE ORGASM, Orgone Institute Press, New York, 1942
Deutsche Ausgabe: DIE ENTDECKUNG DES ORGONS UND DIE FUNKTION DES ORGASMUS,1942

Relier, J.P.: AMARLO PRIMA CHE NASCA, ed. le Lettere, Firenze 1994
Originaltitel: L'AIMER AVANT QU'IL NAISSE

Rich, Adrienne: OF WOMAN BORN: MOTHERHOOD AS EXPERIENCE AND INSTITUTION, W.W. Norton & Co Inc, 1986
Deutsche Ausgabe: VON FRAUEN GEBOREN: MUTTERSCHAFT ALS ERFAHRUNG UND INSTITUTION, Verlag Frauenoffensive, München, 1979

Robertson Andrea: THE MIDWIFE COMPANION – THE ART OF SUPPORT DURING BIRTH, ACE Graphics Camperdown, Australia, 1997

Robertson Andrea: EMPOWERING WOMEN, ACE Graphics Camperdown, Australia 1994

Rockenschaub, A.: GEBÄREN OHNE ABERGLAUBEN – EINE FIBEL DER HEBAMMENKUNST, Aleanor Verlag, Lauter, 1998

Sandal, J.: THE NATIONAL SENTINEL SECTION AUDIT REPORT: WHAT HAVE WE LEARNT AND WHAT DO WE STILL NEED TO FIND OUT?, MIDIRS, vol.14, n.1, Mar 2002, pp 78–83

Stone, Randolph, POLARITY THERAPY – THE COLLECTED WORKS 1 (1986) AND 2 (1988), CRCS Publications
Deutsche Ausgabe: POLARITÄTSTHERAPIE, Hugendubel-Verlag, München, 1989

Verschiedene Autoren: PRIMA LE DONNE E I BAMBINI, Guerini e Associati 1989

Wagner, Marsden: BAD HABITS – A POOR BASIS FOR MEDICAL POLICY, AIMS Journal, vol.11, n.4, winter 2000

Wagner, Marsden: FISH CAN'T SEE WATER: THE NEED TO HUMANIZE BIRTH, International Federation of Gynecology and Obstetrics, 2001 (MIDIRS, Jun 2002)

Weil, Simone: ATTENTE DE DIEU, Editions du vieux colombier,1950
Deutsche Ausgabe: DAS UNGLÜCK UND DIE GOTTESLIEBE, München, 1953

World Health Organisation (WHO): CARE IN NORMAL BIRTH, A PRACTICAL GUIDE. REPORT OF A TECHNICAL WORKING GROUP, 1996
Deutsche Ausgabe: BETREUUNG DER NORMALEN GEBURT. EIN PRAKTISCHER LEITFADEN, herausgegeben vom Bund deutscher Hebammen, Österreichischen Hebammengremium und dem Schweizerischen Hebammenverband, 2001

Die Autorin

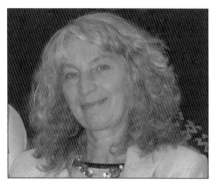

Verena Schmid

1948   in der Schweiz geboren

1966   Umzug nach Florenz

1967–69 Ausbildung zur Krankenschwester, 10 Jahre lang Arbeit als Krankenschwester

1974   Geburt des ersten Sohnes im Krankenhaus und Aufnahme einer Pflegetochter von 6 Jahren

1979   Hebammenexamen in Florenz, Diplomarbeit über Schmerzmittel bei der Geburt
Entschluss mit 4 Kolleginnen zusammen, Hausgeburten betreuen zu wollen, erste Gruppe in Italien

1981   Gründungsmitglied des „Coordinamento nazionale per il parto a domicilio", das noch heute die Idee der Hausgeburtshilfe in Italien fördert.

1982   Geburt der zweiten Tochter zu Hause

1980–85 Arbeit als Hebamme in einer staatlichen Familienberatungsstelle in Scandicci,
daneben Hausgeburtshilfe und Geburtsvorbereitungskurse

1985   Beginn der reinen Freiberuflichkeit und Reise nach Amsterdam, um zwei Monate lang mit den dortigen Hausgeburtshebammen zu arbeiten.

1985   Gründung des Vereines „Il Marsupio" und innerhalb weniger Monate Entstehen eines Zentrums in Florenz als Anlaufstelle für Frauen und Paare, die ihre Kinder natürlich gebären und erziehen wollen. Das Angebot umfasste Schwangerschaftsbetreuung, Kurse und Begleitung vor und nach der Geburt, Geburtshilfe zu Hause und Unterstützung in der Klinik für Frauen, die sich eine aktive Geburt wünschten und diese bewusst erleben wollten.

1988   Fortbildung in „Hebammenkunst" für Hebammen im Zentrum „Il Marsupio"
Leitung des ersten Jahreskurses für Hebammen in Geburtsvorbereitung und weiblicher Physiologie.
Seither regelmäßige Angebote verschiedener Fortbildungskurse zu verschiedensten Themen der Hebammenkunst.

1991–93 eigene Weiterbildung in Polaritäts-Therapie und Councelling

1993   Gründung der ersten und bisher einzigen Fachzeitschrift für Hebammen in Italien („Donna & Donna"), deren verantwortliche Herausgeberin Verena Schmid bis heute ist.

1996   Idee und Konzeption zur „Scuola elementale di arte ostetrica", Europas erster Schule von Hebammen für Hebammen und Gründung zusammen mit 7 erfahrenen Hausgeburtshebammen aus ganz Italien
Seitdem auch Organisation mehre-

rer nationaler und internationaler Kongresse, Fortbildungsangebote und Referentinnentätigkeit in Europa, Amerika und Mexiko.
Mitautorin verschiedener Bücher (italienisch und englisch)

1997   Autorin eines Buches über physiologische Geburten zu Hause und in Geburtshäusern („Linee guida per il parto fisiologico a domicilio e nelle case maternità", Centro studi Il Marsupio)

1998   Autorin eines Buches über Geburtsschmerz („Il dolore del parto, una nuova interpretazione per la donna moderna", Centro studi Il Marsupio)

1998   Entwicklung von Kursen für kontinuierliche Weiterbildungen in Krankenhäusern, die für die einzelne Hebamme kostenlos sind.

Parallel dazu intensive politische Arbeit in der Region Toscana und auf nationaler Ebene zur Förderung hebammen- und frauenfreundlicher Gesetze

2000   Trägerin des internationalen „Astrid-Limburg-Preises" zur Förderung eigenständiger Hebammenarbeit und Förderung der natürlichen Geburt.

2002   Weiterbildung in Focusing, rechtliche Neuorganisisation der Schule in eine Gesellschaft

2003   Einrichtung eines Internetportals für Frauen, um zu Themen rund um Schwangerschaft, Geburt und Stillzeit informiert entscheiden zu können (www.lostetricainforma.it)

Sachregister